新型コロナウイルス感染症
―課題と展望―

公益財団法人
医療科学研究所 監修

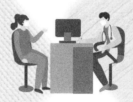

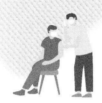

法 研

「医研シリーズ5」発刊にあたって

　公益財団法人医療科学研究所は，1990年の設立以来，機関誌『医療と社会』を年4回発行しています。各年度の最初の号に特集を設け，時宜に適したテーマについて各界の著名な先生方に執筆していただいています。この機関誌は，一部の大学や研究所に送付しており，また，当研究所のウェブサイトからも特集の内容を読んでいただくことができます。

　しかしながら，折角の特集も，機関誌の配布先が限られていること等から，関係分野の多くの学者・研究者あるいは関心を持たれる方々の目に触れる機会が少なく，かねてから改善を図りたいと考えていました。

　そこで，この毎年度の特集を多くの人に活用していただけるよう，読みやすい書籍「医研シリーズ」として発刊することといたしました。

　2018年のシリーズ第1号『徹底研究「治験」と「臨床」』，2019年のシリーズ第2号『地域医療の未来－地域包括ケアシステムと総合診療医の役割－』，2020年のシリーズ第3号『徹底研究　患者本位のがん医療－改正がん対策基本法を踏まえて－』，2021年のシリーズ第4号『徹底研究　医療費の患者負担の在り方』に引き続き，2022年のシリーズ第5号『新型コロナウイルス感染症：課題と展望』を出版することになりました。なお，シリーズ化する前の2015年には『人生の最終章を考える』を出版しています。

　新型コロナウイルス感染症（COVID-19）は2019年12月に中国で報告され，2020年1月15日に日本で初めて感染者が確認されました。1

月28日に指定感染症に指定され，4月7日に緊急事態宣言が発せられました。この第1波はその後の対策で徐々に治まり，5月25日に緊急事態宣言が全面解除されました。しかし，コロナウイルスは変異を重ね，何度も流行・収束を繰り返し，今日もなおうねりが続いています。

振り返ると，2009年4月にメキシコで新型インフルエンザが発生し，世界がパンデミックを経験しました。我が国でも，国・地方が一体になって，対応に全力を尽くしました。幸いにも，実態が明確になるにつれ，毒性もそう強くなく，治療薬もあって，夏には収束に向かいました。時の政府は，この経験を踏まえてパンデミック対応の方針をまとめていきましたが，政権が民主党から自民党に移った時期と重なり，この経験や反省が十分的確に引き継がれなかったような気がします。

COVID-19については，その後ワクチンや治療薬の研究開発が進み，医療体制についても経験が付加されて，まだ油断はできませんが，大きな山は越えつつあると言えるような状況になってきました。このような時に，今回のパンデミックに対応された様々な立場の方々に，その経験を踏まえて，後世のために記録を残していただくことは極めて重要なことであります。

本特集の狙いや，分担の考え方やその執筆をお願いした先生方のご紹介については，この特集を企画していただいた岡部信彦先生（川崎市健康安全研究所長）と武藤香織先生（東京大学医科学研究所ヒトゲノム解析センター公共政策研究分野教授）が共同執筆された序文に詳しく書かれています。「鉄は熱いうちに打て」と言います。COVID-19対策で，なお忙しいお立場にある方々に，無理をお願いして執筆していただきました。現在の課題解決だけでなく，将来の課題対応のためにも，是非ご参考にしていただきたいと思います。

最後に，公益財団法人医療科学研究所の説明をします。

医療科学研究所は，1990年，故森亘先生（元東京大学総長，元日本医学会会長）を理事長として設立された研究法人です。森理事長は設立

時に「医療科学研究所は，医療と経済の調和，需給の長期的安定のみならず，広く新しい時代の医療を社会の合意の下に模索すべく，英知を結集し，考察を進める場としての役割を担う」と述べています。具体的な事業としては，医療および医薬品に関する経済学的調査研究，医療とその関連諸科学の学際的調査研究，研究の助成，成果の刊行，講演会・シンポジウム等の開催などを行っています。詳しくは医療科学研究所のホームページ(http://www.iken.org)をご参照ください。

　令和5年1月吉日

公益財団法人 医療科学研究所

理事長　江利川 毅

執筆者一覧

「医研シリーズ5」発刊にあたって

江利川　毅　公益財団法人 医療科学研究所 理事長

論文

岡部　信彦　川崎市健康安全研究所 所長

武藤　香織　東京大学医科学研究所 ヒトゲノム解析センター 公共政策研究分野 教授

大野　元裕　埼玉県知事

吉住　健一　新宿区長

鈴木　基　国立感染症研究所 感染症疫学センター長

佐藤　大作　厚生労働省医薬・生活衛生局 監視指導・麻薬対策課長

大曲　貴夫　国立国際医療研究センター 理事長特任補佐／国際感染症センター長／AMR 臨床リファレンスセンター長

古瀬　祐気　京都大学ウイルス・再生医科学研究所／白眉センター 特定准教授
長崎大学大学院医歯薬学総合研究科／長崎大学病院医療教育開発センター 客員研究員

田中　幹人　Visiting Professor, Department of Life Sciences Communication, University of Wisconsin-Madison
早稲田大学政治経済学術院 教授

石橋　真帆　東京大学学際情報学府 博士課程

于　海春　早稲田大学現代政治経済研究所 次席研究員

林　東佑　東京大学学際情報学府 博士課程

楊　鯤昊　早稲田大学現代政治経済研究所 次席研究員

関谷　直也　東京大学附属総合防災情報研究センター 准教授

鳥海不二夫　東京大学大学院工学系研究科 教授

吉田　光男　筑波大学ビジネスサイエンス系 准教授

（執筆順　所属は執筆当時）

目次

「医研シリーズ 5」発刊にあたって 3
　　　江利川 毅

序文
新型コロナウイルス感染症：対策の課題と今後の展望 9
　　　岡部 信彦　　武藤 香織

第 1 章
埼玉県から見た COVID-19 対策 15
　　　大野 元裕

第 2 章
新宿区から見た COVID-19 対策
－基礎自治体の果たす役割－ 35
　　　吉住 健一

第 3 章
わが国における新型コロナウイルス感染症のサーベイランス 61
　　　鈴木 基

第 4 章
PMDA での緊急時の診断・治療手段・ワクチン規制の対応 75
　　　佐藤 大作

第 5 章

臨床情報の収集・分析と課題 97

　　　大曲 貴夫

第 6 章

新型コロナウイルス感染症の予測に関する数理モデル

―感染症数理モデルの実際と活用の課題について，

数式を一切使わない論考― 111

　　　古瀬 祐気

第 7 章

COVID-19 をめぐるメディア・コミュニケーションと

その課題 131

　　　田中 幹人　　石橋 真帆　　于 海春　　林 東佑

　　　楊 鯤昊　　関谷 直也　　鳥海 不二夫　　吉田 光男

第 8 章

COVID-19 に関する差別的言動の防止についての

取り組みを振り返って 151

　　　武藤 香織

新型コロナウイルス感染症： 対策の課題と今後の展望

岡部 信彦 [1]　　武藤 香織 [2]

1）川崎市健康安全研究所 所長
2）東京大学医科学研究所 ヒトゲノム解析センター 公共政策研究分野 教授

　本号の特集は，新型コロナウイルス感染症（COVID-19）対策です。COVID-19の流行は，我が国に潜在的に存在していた，医療だけではなく社会における様々な課題を浮き彫りにしました。この特集では，流行から約3年が経過する中で，流行の当初から中心的に対策にあたってきた方々に寄稿していただくことにより，現時点でも課題となっている論点，及び次の新興感染症対策も視野に入れた課題について記録を残すことを目的としています。そのため，この特集は，感染対策で地域でのリーダーとしての役割を果たしてきた地方公共団体の首長の立場，国としての感染症サーベイランスを行ってきた立場，治療薬やワクチン・医療機器などの医薬品規制当局の立場，感染症の医療と分析にあたった臨床医の立場，そして多様なメディアやリスク・コミュニケーション，差別的言動を考える研究者の立場，などの方々の寄稿によって構成されています。

　COVID-19に対する公衆衛生や医療の政策には，複数の法律が関

わっていますが，今回，初めて運用されたのが，2009（平成21）年に世界的流行（パンデミック）が発生した時の国内対応の見直しから制定された新型インフルエンザ等対策特別措置法（平成二十四年法律第三十一号）でした。この法律では，「国民の大部分が現在その免疫を獲得していないこと等から，新型インフルエンザ等が全国的かつ急速にまん延し，かつ，これにかかった場合の病状の程度が重篤となるおそれがあり，また，国民生活及び国民経済に重大な影響を及ぼすおそれがあることに鑑み」，対策の実施計画や緊急事態措置，まん延防止等重点措置などを定めています。感染症の予防及び感染症の患者に対する医療に関する法律（平成十年法律第百十四号）（感染症法）や予防接種法（昭和二十三年法律第六十八号），検疫法（昭和二十六年法律第二百一号）といった感染症関連の法律を基本とし，これらを補完する形での特措法が適用され対策が進められてきました。

　しかし，様々な法律の運用を通じて，国と地方公共団体との役割分担や連携などが課題として浮き彫りになりました。そこで，本特集号では，地域の公衆衛生・医療に責任を有する立場として，大野元裕・埼玉県知事，吉住健一・新宿区長にご寄稿いただきました。埼玉県は，首都圏として東京都などと一体感を持った対応が求められる中，医療資源の偏在にも悩まれながら対策を取って来られました。特別区である新宿区は，世界一の規模にある繁華街を中心とした流行が確認された第2波では，経営者らと協力した対策を進めた経緯がありました。

　また，疫学情報の収集・分析は，医療・公衆衛生対応，そして政策を考える出発点でありますので，鈴木基先生（国立感染症研究所感染症疫学センター長）にわが国における新型コロナウイルス感染症のサーベイランスを取り上げていただき，今回の新型コロナウイルス感染症のパンデミックにおける国内での対応と今後に向けた課題を論じていただきました。流行当初は，検査法の開発と承認，供給が大きな課題となったほか，ワクチンを含む医薬品の開発にあたっては，医薬品，医療機器等の品質，有効性及び安全性の確保等に関する法律（昭和三十五年法律第

百四十五号）の下で，安全性や有効性を担保しながら，迅速かつ緊急的な医薬品開発を行うというミッションが必要でした。その当時，独立行政法人医薬品医療機器総合機構（PMDA）の調査役として対応にあたったのが，佐藤大作・厚生労働省医薬・生活衛生局監視指導・麻薬対策課長でした。佐藤氏には，COVID-19に関する医薬品・医療機器の審査や供給に関するPMDAの対応について総括していただきました。

　感染症指定医療機関は，COVID-19流行初期から診療に多大な責任を果たしてきました。しかし，臨床情報の収集と分析，さらに臨床試験の早期開始の役割も期待されており，大きな負担が課せられることになりましたが，その困難さは余り知られていません。そこで，新興感染症のパンデミック下で診療を行いながらの臨床情報の収集と分析，情報提供にはどのような仕組みや支援が必要であったかについて，大曲貴夫先生（国立国際医療研究センター）にご執筆いただきました。未知の疾患の特性を理解するためには，患者の臨床情報の迅速な収集と分析そして情報提供が不可欠です。

　さらに，今回のCOVID-19のパンデミックでは，流行制御のための感染症数理モデルによる予測が大きな社会的注目を集めました。わが国の感染症対策に本格的に数理モデルが登場したのは初めてのことと言えます。新規感染者数の推移から変異株に置き換わるスピードまで，多様な問題設定で数理モデルは活躍しました。しかし，そもそも感染症数理モデルにはどのような活用の意義があるのか，多くの人にとって必ずしも理解が進んでいないままでのスタートでした。そこで，古瀬祐気先生（京都大学）には，様々な目的に応じた数理モデルの意義と同時に，対策として活用するにあたって理解を深めておくべき点について，一切，数式を使わずに解説いただきました。

　最後に，COVID-19対策の社会的な側面から見て大きな課題であったのは，リスク・コミュニケーションと，感染者等に対する差別的言動の問題でした。公衆衛生危機事態におけるリスク・コミュニケーションとは，「リアルタイムでの情報や助言，意見の交換を専門家や行政と様々

なリスク（ハザード）の脅威に直面する人々の間で行うこと」と定義されています（WHO, 2018）。その目的は，リスクに晒されている全ての人々が病気の流行などの脅威の影響を軽減できるような，説明を受けたうえでの意思決定ができ，能動的に予防的な行動が取れるようになることです。しかし，リスクの受け止め方は人それぞれであり，リスクをより重大に受け止めることにより，他者を遠ざけたり，攻撃したりする差別的言動も惹起されます。田中幹人先生（早稲田大学）ほか共著者の皆様には，リスク情報の送り手と受け手の双方に着目し，複雑な情報伝達のやりとりの全貌に加えて，懐疑論や陰謀論に関する問題も検討していただきました。また，武藤香織（東京大学）は，流行初期から様々な偏見・差別に関する課題が多様な場と形態で発生したことを踏まえて，新型コロナウイルス感染症対策分科会の偏見・差別とプライバシーワーキンググループの活動ならびに法改正までの経緯について振り返っています。

　執筆者の皆様には，この先もさらに状況が変化していくきわめて動的な流れの最中に一定のまとめを行うという困難を承知の上で，2021年までの状況として総括していただきました。本特集号校了の2022（令和4）年3月現在は，これまでに最速かつ最大の新規感染者数の発生となったいわゆる第6波（2022年2月に新規陽性者数の7日間平均がピークを迎えた波）が緩やかに減少しつつも収まりきっていない状況にあり，潜伏期間が短く，重症化リスクが低下したとされる変異ウイルス・オミクロン株を中心とした流行が続いています。重症化率・致死率は低下したとはいえ，これまでで最も大きな新規感染者の発生をみることになりました。脆弱な方々の生活の場である高齢者施設等では，多数のクラスターが発生するとともに高齢者の死亡者数が増加し，また一般医療にも負荷が生じました。幼稚園や保育園，学校でのクラスターも多発し，子どもの健やかな発育・教育を受ける機会の制限が生じ，2歳児未満のマスク装着の是非が取り沙汰されることもありました。ワクチンの追加接種が始まり，子どものワクチン接種の在り方も議論されています。

　引き続き，ウイルスの変異，感染者の増加などに対する警戒を怠るべきではありません。しかし，２年間の経験から様々な知見を手にしてきた今，一般医療も含めて適切な医療提供体制を保ちつつ，穏やかな社会を作り出すためにどの規制を緩め，どの規制を残すかなどについて見直し，さらには新たなる感染症の発生に備える教訓も考え始める時期に来ています。本特集発行時には，第7波，第8波と流行の波が重ねられてきていますが，種々の経験もまた加えられてきています。本書が，第6波までの記録となり，そしてこれからのさらなる検討に貢献できれば幸いです。

·

第1章

埼玉県から見た COVID-19 対策

大野 元裕

埼玉県知事

1. はじめに

　ワクチンがない，知見がないというCOVID-19に対する現場たる自治体での対策は，狭義の意味での医療行為・体制にとどまらず，政府や基礎自治体たる市町村との関係，県民ならびに事業者の社会・経済活動，広報と県民の理解，法や規則との整合性や矛盾といった幅広い課題に対する戦略的・戦術的対処を必要とした。

2. 埼玉県の医療とそれを支える体制

1) 医療・療養体制

　東京を除く首都圏3県の病床数はほぼ同じ程度であるが，埼玉県における人口10万人当たりの病床数は，神奈川県に次いで少ない（厚労省，2020）。途中から療養施設としてホテル等の宿泊施設を活用するようになったが，近隣都県と比較した宿泊施設の客室数はさらに少なく，近

隣の千葉や神奈川の2分の1，東京の8分の1ほどしかなく（厚労省，n.d.-a），かつ療養施設として運用するには規模が小さすぎるホテル等の宿泊施設が多い。

　病床よりも深刻であったのは，医療従事者である。病床を施設やベッドの問題とするならば，解決は可能である。ここで決定的に重要なのは医療人材であり，人材なくしては病床として機能しない。埼玉県は，国が算定した医師偏在指標に基づく医師少数都道府県に当たる（厚労省，n.d.-b）。埼玉県の近年の医師の増加率は最大になっているものの（埼玉県，2021），人口増に追いついていない。また医学部定員1人当たりの18歳人口は最大であるが[注1)]，国は医学部新設を認めておらず医療人材の確保の妨げとなり続けている。

　国に対しては，二次医療圏における基準病床数の引き上げ及び医学部新設の働きかけを行い続けてきたが，改善が認められることはなかった。その上に，交通の利便性が極めて高い埼玉県の特性により，県民の中には隣接都県の病院にかかる者も多かったが，COVID-19対策により県境を越えた移動が困難になり，基本的に各県ごとに完結した対応を余儀なくされ，埼玉県が長年強いられてきた問題はさらに深刻になった。

　これらの与件は，新型感染症対策を決定する際に最も重要視された基準の一つである病床を含めた医療提供・療養体制を大きく左右した。

2）法令上の県の役割

　今回のCOVID-19対応の法的根拠を提供した新型インフルエンザ特別措置法（特措法）にはいくつもの課題があった。

　この特措法はワクチンの存在を前提としていたが，その想定が成立しなかった。ワクチンの準備ができなかった時期におけるCOVID-19対

注1)　文部科学省令和3年度大学医学部入学定員 < https://www.mext.go.jp/content/20201028-mxt_koutou02-000010716_4.pdf >を基に計算

応の最大の手段は，国民や事業者の行動抑制に求められたが，特措法では，特定の業種等に対する自粛の要請は緊急事態宣言が発令されるまで行えない建て付けになっていた。業を煮やした東京都と大阪府は，本来の法の適用では個別特定の事業者や団体に対して協力要請するはずの特措法第24条第9項を，業種ごとの要請に適用した。この適用に追随して国は，緊急事態時の自粛要請を定めた45条2項に連なる特措法施行令第11条に掲げられた業種リストを，特措法第24条第9項に適用するという混乱ぶりを示した。現場の自治体が必要とする当面の措置であればともかく，政府が行うべきは法律の必要な変更や予算措置であったはずだが，法律が変更されたのは日本でCOVID-19陽性者が発見されてから1年以上経ってからのことであった。

　陽性者が増加するに当たり，軽症者や無症状者は療養施設として借り上げたホテルなどにおいて療養することとなった。感染症の予防及び感染症の患者に対する医療に関する法律（感染症法）においては，都道府県知事は入院の勧告ができることになっているが，陽性者であっても療養施設での療養を勧告する権限はない。埼玉県では，療養施設から「脱出」する事例が複数発生し，混乱を招いた。この点に鑑み，県として国に対し療養施設での療養勧告権限を認める法改正を要望したものの，現在に至るまで法改正はなされていない。

　特措法の運用も場当たり的に見えた。例えば，令和3年1月初頭に2回目の緊急事態宣言が出されるに当たり政府は，飲食店のみならず，誰も想像していなかったであろう遊興施設への罰則を伴う制限を，協力金なしに課すことを検討していた。しかもそれは，公表の翌日からいきなり適用という段取りになっており，事業者や利用者の大混乱は必至であった。そこで，私は夜中に内閣府に押しかけると共に，1都3県間の調整を行うことで力を得て，結果として政府による飲食店以外への強い要請を直前に撤回させた。これらは1回目の緊急事態宣言を経てもなお，体制や運用の準備が必ずしも整っていなかったことを意味した。

　類似の状況はその後も継続し，例えば令和3年11月には，2回目接

種を終えてから3回目接種を行うに当たって空けるべき期間についての見解が二転三転したり，あるいは医療機関における交互接種に関する明確な指示が遅れるなどが発生し，現場の混乱は継続した。

3）国，県，市町村等の役割分担

　国と県との法的な課題にとどまらず，県と国，基礎自治体等の関係機関との関係についても整理する必要があった。

　ワクチンの接種は一義的に市町村の責務であるが，これだけ大規模な接種を行った経験はなく，市町村として円滑にワクチン接種を行うことについては，不安の声も聞かれた。埼玉県では令和2年7月及び8月には，市町村にワクチン接種の準備を呼びかけ，一日でも早く，一人でも多くの接種ができる体制を組むよう求めてきたが，県による接種の推進も必要と考え，都道府県が運営する最初の大規模接種会場を開設することとなった。3回目接種の準備に当たり県内市町村に対して県接種会場の継続希望の有無を問い合わせたところ，大半の市町村は継続を希望しており，県による支援体制は一定の効果を上げたものと考えられた。

　当初，ワクチンの「発注」は原則として市町村が行うもので，市町村の希望量を基に県へのワクチン供給量が決定され，この全体量をもとに県内市町村に配分することとなっていた。県は最大限の発注を行うよう市町村に求めていたが，人口が多い一部基礎自治体が国のワクチン確保の遅れを懸念して発注を控えたため，県全体の接種ペースが遅れた。このことが，一時期，県全体のワクチン接種率を押し下げることに繋がった。それでも市町村を中心としたワクチン接種については，医療機関や県民の積極的な協力もあり，全体として精力的な接種努力が行われたが，国・県・市町村の意思疎通には問題が残った。

　COVID-19対策の最前線は自治体にほかならず，法的には国と自治体の役割は規定されているものの，自治体が有する政策経費は極めて少なく，原則として自治体独自で借金を行うことも法律上できない中，「財布のひも」を握っているのは国である。この結果，法的拘束力があるな

18

しにかかわらず，自治体は国の「指導」や判断に従わざるを得なかった。また，財政的裏付けのない施策を講じることができないばかりか，国からの交付金等の交付具合や使途に関する通知の遅れは，自治体の施策の実施を遅らせることに直結した。

　国からの財源措置に頼らざるを得ない COVID-19 対策の原資は，原則として特措法第 5 章が規定する財政上の措置によることになるが，第70条では「国は…地方公共団体が支弁する費用に対し，必要な財政上の措置を講ずるものとする」とあるものの，どのような支弁に対して如何なる基準で財政上の措置を講ずるかは明記されていない。地方に対する地方創生臨時交付金は自由度が高いもので使い勝手は良かったが，特に初期においては，必要に見合った財政措置が十分になされたとは言い難かった。一般論として COVID-19 対策は，感染拡大が見られ，陽性者が多い地域ほど財政を圧迫すると考えられるが，国からの交付金等は必ずしも陽性者数と関連がなかった。例えば，令和 2 年度新型コロナウイルス感染症緊急包括支援交付金（医療分）交付決定状況では，人口当たりの交付額は多い方から，石川県，北海道，鳥取県と続いたが，陽性者数の多かった埼玉県は42番目であった。

　同様にワクチンの配分も，感染状況を反映したものにならなかった。明らかに陽性者が都市圏から拡大している中，感染拡大を防ぐには「元を絶つ」べきであった。しかし，感染拡大防止の観点から繰り返し対政府要望を行ったにもかかわらず，令和 3 年 2 月19日付の国の通知では，都道府県の医療従事者数を基にワクチンの配分がなされることが明らかにされた。例えば陽性者が首都圏中心に拡大していたこの週の全国平均10万人当たり陽性者数6.63人に対し，埼玉県では12.14人と全国平均を大きく上回り 3 番目に多かったが（新型インフルエンザ等対策有識者会議，2021a），8 月中旬時点までの配分量は全国最少であった。このことは県内医療関係者の反発を招き，円滑な検査や医療の提供への協力を求める交渉を難しくさせた。

　医療資源の偏在は所与のものとするとしても，地域ごとの医療資源に

限界がある以上，陽性者の発生状況に応じ，国は広域での医療資源の配分や戦術的なワクチンの割り当て等を行うべきであった。つまり，状況に応じて都道府県の境を超え，感染拡大地域に対する医療資源の移動や斡旋が望まれたが，そのような措置が取られることはなかった。パンデミックのような異常事態に際して国に対しては，地域ごとの状況に応じた柔軟な体制作りを可能にし，国全体への感染拡大を未然に防止する役割を果たすことが強く望まれる。

3．埼玉県のCOVID-19戦略

　一般に危機管理において求められる初期の現場の指揮官の役割は，①指揮統制機能の確保と体制の早急な構築，②組織全体のレジリエンスの確保，③組織の戦略と戦術の策定と徹底，にあると考えてきた。また，常日頃より危機管理の要諦は準備にあると考えてきたが，パンデミック，特に未知のウイルスであるCOVID-19に対する準備はなく，前述の病床もパンデミックを想定して割り当てられたものではなかった。

1）第1期（発生から第1波まで）

　未知のウイルスに対する戦略を描けない初期においても，自律的に動ける「考える組織」としてワンチームの体制整備を目指した。県知事就任直後に危機管理対応を余儀なくされた豚熱や台風対応の教訓からも，このことを知事主導で強く推進する必要があると考えた。前述の埼玉県が抱える医療・療養体制上の課題を踏まえつつも，新型コロナウイス感染症対策の第1の戦術的対応は人的体制の整備と組織のレジリエンス確保となった。

　未知のウイルスは国民の間に強い不安を想起し，水際対策が有効に働かない中，それは社会・経済活動のほぼ全面的な抑制へと繋がった。県としてのこの時期の対策は，社会・経済活動の抑制と共に，徹底的な疫学調査とクラスター対策，さらには民間検査機関との連携を含めた検査

体制の拡充という「対症療法」にとどまった。

　他方この「対症療法」の標的は，感染の拡大を止められないにしても少しでも遅らせることに向けられた。新たな変異株の出現時を含め，未知の部分が多いウイルス発生時には，少しでも感染拡大を後ろ倒しにし，知見の集積やワクチン及び治療薬の開発を待つ時間を稼ぐ必要があると考えたからであった。

　また，宿泊療養施設や本人の希望により自宅で療養する人たち（当時は原則全ての方に療養施設に入ってもらうようお願いしていた）のために，埼玉県ではパルスオキシメーターを原則全員に配布し，最悪の場合を防ぐような努力を行った。

2）第 2 期（第 2 波から令和 2 年末頃まで）

　COVID-19 治療特効薬もワクチンも目途が立たない中，自粛要請等の行動抑制のみに頼らない対応が求められた。このため県では，病床確保，疫学調査の徹底によるクラスター対策，検査の拡充等を進め，第 2 波の到来に備える一方で，独自の取り組みとして，クラスターが発生した施設に感染管理認定看護師（ICN）等からなるチーム，COVMAT を投入して，具体的な感染拡大防止対策を行ってもらう方法を確立させた。他の都道府県に先駆けて構成されたこのチームは，クラスター発生施設を実際にチェックし，感染ゾーン分けやクラスター発生の可能性が高い場所や活動の指摘・改善を行うほか，施設側の質問にも答える任務を担った。また，COVMAT のもたらした知見は，医師や福祉施設関係者で構成される会議で共有され，次なるクラスター防止に役立てることとした。なお，この COVMAT は現在，県庁職員のアイデアによりオンラインでのクラスター介入チーム e-MAT に主体を移している。さらに，県医師会と密接な協力体制を構築することに尽力し，検査への協力のためのセミナーや臨床例の共有を行う会議を組織する等の取り組みも始まった。

　第 1 波の大きな課題としては，経済や社会活動の抑制がもたらすマイ

ナスを如何に抑えるかが挙げられた。第1波の限られた知見を基に，第2波が来る際にも如何にして社会・経済活動を継続させるかは大きな課題となった。このため埼玉県では，産官学金労の代表に参加していただき「強い経済の構築に向けた埼玉県戦略会議」を立ち上げ，第2波が来る際に直ちに適用できる取り組みを準備した。この会議における感染症拡大時の経済活動に関する取りまとめの目的は，立派な論文を作ることではなく，社会実装することにあるとの問題意識から，実行の責任機関を明記することとした。

この会議の成果として，オンラインでのビジネスフェア開催や人材マッチング，テレワーク導入支援，利用しにくいとされた雇用調整助成金申請のための事業者向け相談会等が次々と実施された。

また，今では日本全国で飲食店の前に感染対策のステッカーが掲示されているが，飲食店をはじめ多くの業種・業界の事業者が，感染防止対策の遵守を宣言する「彩の国『新しい生活様式』安心宣言」を店頭に掲示する取り組みも，この時期に埼玉県が全国で初めて導入した。

なお，県庁という組織は優秀な人材が集まっているものの，リスクをとって自ら行動することが苦手な組織である。実際，当初の政策のほとんどは知事が発案し，指揮をしてきた。その一方で，職員の苦労をねぎらうと共に，情報や考え方を共有するために幾度にもわたり，ファクトを含めた分析やメッセージを記した文章を職員ポータルに掲載した。これらの成果もあってか，第2期頃を境に，プレハブ病床の準備や診療・検査医療機関に繋がるアイデアなどが職員から次々と出るようになり，初期の危機管理体制からの移行が行われたことを確信した。

3）第3期（戦略転換）

徐々に知見が蓄積され，ワクチン接種も見えてきた令和2年11月頃，つまり第3波の直前くらいには，県専門家会議のアドバイスも得ながら，県のCOVID-19戦略の転換が行われた。

この頃から，埼玉県は重症者化しやすい脆弱な層を戦略的な対象と定

め，徹底的な検査と疫学調査を前提に，「攻める」対策として資源を集中させることとなった。この戦略の転換は，多くの知見が積み重なる中でもたらされ，かつその戦略の下に明確な戦術を従えることとなった。これらの中でも，新たな戦略構築に当たり大きな役割を果たした代表的ないくつかの知見及び戦略遂行に当たって活用した戦術を，相互に関連するので一括して挙げてみたい。

　その第 1 は，クラスターに対する早期かつ専門的な取り組みであった。埼玉県では，クラスターへの早期の介入を行ったが，当初の主たる目的は，感染拡大を後ろ倒しにして整っていない病床等の準備を間に合わせると共に，知見を集めることにあった。しかし，クラスター介入に感染拡大防止の効果が認められたことから，後述する脆弱な層への介入として戦術的な活用を行ったことを始め，COVMAT 等が多様な形でクラスターに介入し，あるいはクラスターを構成し得る組織等への働きかけを継続してきた。

　このようなクラスター対策を行うに当たり重要であったのは，陽性者の感染源や感染後の接触相手を調査する疫学調査であった。結果としてクラスターとなり介入が必要となる場合でも，クラスターの全貌が初動の瞬間に明らかになることは多くはなく，最初は 1 人だけの感染であったものが調べてみると大きなクラスターであったり，別々の陽性判明のケースが結びついてクラスターを構成していることが判明するケースもあった。このため，埼玉県では徹底した疫学調査を実施した。その結果，次ページ図 1 の通り，陽性者数が爆発的に増えた第 4 波ならびに第 5 波下でも，埼玉県の感染経路不明割合は，1 都 3 県の中で一貫して低いレベルにとどまった。なお，第 5 波の途中からは保健所の負担軽減のため，疫学調査を一時期簡易的なものに移行させることとなったが，それでもファーストタッチの調査については，それまでの丁寧な調査の伝統を踏まえ，一定程度のレベルを保っていたことが，他都県との差に繋がったものと考えている。

　「積極的な疫学調査は，人から人への感染の可能性が高い環境におい

て，特に無症状感染者間でのCOVID-19を予防するために有効かもしれないが，感染コントロールの手法を伴わない限り，疫学調査だけでは効果的ではない」(Jenq, Mills and Malani, 2020) とされる中，疫学調査と感染コントロールを戦術的に並行して進める必要があった。このため埼玉県では，例えば，陽性者が出た施設や学校等に対するPCR検査を広めに実施するために，拡大PCR検査の対象を具体的に定めて令和2年7月に公表した。それは例えば，子供たちがクラスを超えて日々接触する幼稚園や保育園であれば，陽性者発生の場合に全教職員と生徒を対象とし，他方で高校の場合には同じクラブや同じフロアを対象としてPCR検査を実施する等の指針を示した。国の基準が詳細にわたらない中，県の責任で指針を示すことによって早期にクラスターに介入し，さらなる拡大を未然に防ぐことができた。

　さらには，クラスターが発生した事例を分析し，何がネックとなったかを具体的に示して，関係する業界に事例として示し，対策を求めた。例えば舞台稽古場が感染経路となったクラスターを分析し，インデックス・ケースとなった者と見学して座っていた者の位置関係と扇風機の風の流れ及びその後の陽性者の発生状況を示し，換気がなされていても空

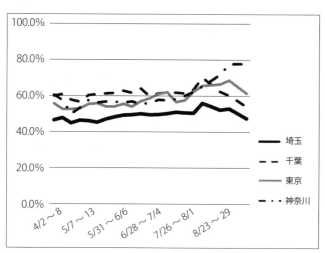

図1　感染経路不明割合（2021年第4波～第5波）

気の流れに留意する必要があることを，同様の構造になる可能性のある場所や，団体，業界に示した。

　また第5波拡大時には，クラスターが発生している業界を特定し，知事や副知事がその中の大手企業等を訪問し，具体的な感染事例を示して特に注意すべき点を示して感染防止措置の徹底を依頼した。これらの積極的かつ早期の介入をはじめとした対策の結果，例えばアルファ株について言えば，令和3年3月時点までに発生した5件のクラスターは，そこからの拡大をさせることなしに収束させることができた。

　2つ目には，医師会等と丁寧にコミュニケーションを行ったことにより，徹底的な検査の強化が可能となったことであった。多くの都道府県では，診療・検査医療機関，いわゆる発熱外来として検査を行う機関が指定された。他方で，これらの医療機関の中には風評被害への懸念を示し，検査機関としての公表に後ろ向きな機関もあった。埼玉県では，医師会等と丁寧に協議を行い，数多くの医療機関が参加して公表されるならば逆に風評被害が特定の機関に集中しないこと，小さなクリニックでも公表して，疑い患者と他の患者の通院時間を分ける等の感染防止措置を徹底していることをPRした方が良いこと，等の説明に努めた。

　県及び郡市医師会の協力も得てご理解をいただき，令和2年12月時点で1,108機関となった全ての診療・検査医療機関をホームページで公表し，必要な方に直接これらの医療機関にアクセスしていただけるような態勢を整えることができた（令和3年12月17日時点1,361機関）。検査のための電話窓口等が混み合い，それがボトルネックとなって円滑な検査が実施できなかった自治体もあったと聞き及んでいるが，埼玉県ではそのような事態は発生しなかった。同時に，民間の検査機関と調整して検査数の拡充に努めた。

　この結果，次ページ図2の通り，埼玉県の第4波ならびに第5波での陽性率は，1都3県ではほぼ最低で，これは相対的に検査が十分に行われていることを示していた。このように診療・検査医療機関を公表したのは，埼玉県と高知県のみであったが，令和3年9月に，都道府県の

ホームページで公表している医療機関について診療報酬が加算される制度が開始され，医療機関を公表する都道府県が増えている。このように危機下にあっても丁寧なコミュニケーションは大きな武器になるという知見が県庁内で共有された。

第3は，脆弱な層の特定と介入の重要性であった。十分な検査を行うならば，無症状者を含めた新規陽性者を掘り起こし，陽性者数は増加することとなる。他方で，重症化し，あるいは生命に関わる陽性者は，高齢者や基礎疾患を有する方に集中していた。高齢者は，人工呼吸を行うこと自体がリスクとされ（後藤・福島・西口，2015），あるいは感染症という急性期治療を行う病院では認知症を含む慢性期治療を同時に行うことができず，入院自体ができない場合もある。特に，高齢者福祉施設にいる高齢者は介護等によりどうしても密を避けることができず，かつ基礎疾患を抱える方も多い。埼玉県では，新規陽性者の多寡にかかわらず，この最も脆弱な場所と考えられた高齢者福祉施設に徹底的に介入することとした。

国も高齢者福祉施設における感染防止対策を公表し（厚労省, n.d.-c），県としても高齢者福祉施設における感染症防止対策の徹底を通知してき

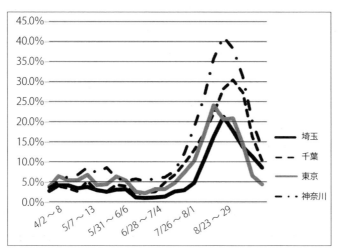

図2　陽性率の推移（2021年第4波〜第5波）

た。だが，情報公開や通知だけで施設における対策に期待された効果が現れることはなく，例えば一部の事業者では，本社の担当者は理解していても現場で徹底できないような状況であった。このため，令和 2 年11月より 1 ヵ月以上をかけ，県内全ての県所管高齢者福祉施設に県職員を派遣し，具体的な措置を徹底させた。

　また，令和 2 年10月には自宅で介護を受けている高齢者の場合で，介護者が陽性になった場合に受け入れられる簡易施設「ケアラーハウス」を 5 ヵ所の高齢者福祉施設内に建設し，隔離した形で感染の疑いのある濃厚接触（PCR 検査で陰性）の高齢者を受け入れられるようにした。さらには，高齢者福祉施設でクラスターが発生したり，職員が陽性になると，施設内で介護し，感染防止対策を担うことになる職員が不足し，施設そのものが機能しなくなるといった事態も発生したことから，介護施設での陽性者発生の場合に相互に職員を派遣し合い支援する「互助ネットワーク」を組織した。令和 2 年 6 月に始まったこのネットワークには，令和 3 年12月時点で412施設が参加している。

　さらに，第 5 波終了の頃まで外部からウイルスを持ち込む確率が高い職員に対し， 2 週間に 1 回の PCR 検査を行い，その上で前述の拡大PCR 検査の対象とした。また，感染管理認定看護師の協力を得て，高齢者福祉施設の中でも高いレベルの感染防止対策を施した施設を優良施設として認定・公表する制度を設け，利用者の安心を担保すると同時に，施設における対策のインセンティヴとなるようにした。これらの対策の結果，ワクチンが行き渡る前から，高齢者を中心とした世代の罹患率や高齢者福祉施設における感染数が低下していった。

　第 4 は，医療機関に対する負担を重視して施策を進めることであった。新規陽性者数や実効再生産数など様々な参考すべき指標がある中，罹患や重症化する年齢層，陽性者増加／減少ペース，近隣都県の感染状況などに応じ，同じ数字でも有する意味合いは変わる。このような中，埼玉県は一貫して，感染防止対策の変更などについては総合的に判断すると言い続けてきた。その一方で，県専門家会合で幾度も取り上げられ

たこともあり，医療機関に対する負担を最重要視するという理解が県庁内でも共有されてきた。

　このことは，第4波の対応を通じて改めて強く確認された。第4波のアルファ株の流行直前の3月1日，関西圏では緊急事態宣言が解除された。関西圏に対する宣言解除の前後，表1の通り，首都圏を構成する埼玉県や神奈川県でも関西圏と同様に10万人当たり陽性者は一桁台にまで下がっていた。年末年始の拡大時期と比較し安心感も拡大し，埼玉県においても経済界を中心に緊急事態宣言解除の声が上がっていた。

　しかしながら，首都圏1都3県で見ると十分に陽性者数が下がりきっていないこと，さらには医療機関の負担が下がっておらず，感染の再拡大の際には年末年始の第3波以上に深刻になりかねないと考えられることが，懸念材料として残った。

　この際の判断に大きな役割を果たしたのは，県感染症専門家会議であった。第1波の前の令和2年3月に立ち上がった県専門家会議には，未知のウイルスへの対応に多くの知見をいただいた。令和3年になってからは会議を構成する臨床医の専門家が追加され，現場の声が強く反映する構成になった。関西圏への緊急事態宣言解除を前にして埼玉県に対する緊急事態宣言を維持すべきかという議論では，医療機関への負担に関する懸念が強く表明され，埼玉県としては緊急事態宣言の解除に慎重

表1　10万人当たり新規陽性者の推移（令和3年）

（人）	2/24～ 3/2	3/3～ 3/9	3/10～ 3/16	3/17～ 3/23	3/24～ 3/30	3/31～ 4/6	4/7～ 4/13	4/9～ 4/15	4/16～ 4/22
埼玉県	8.83	9.78	11.48	10.75	11.1	12.69	13.28	13.56	17.97
千葉県	13.5	12.53	11.52	11.17	11.52	10.8	10.05	11.18	14.71
東京都	13.23	13.16	14.53	15.49	18.18	19.96	24.74	26.32	34.4
神奈川県	8.23	8.68	7.66	7.34	7.84	9.15	10.67	12.34	16.8
大阪府	5.46	6.27	7.36	10.91	24.77	47.25	71.32	77.02	89.35
兵庫県	3.48	3.71	6.4	7.81	15.33	24.95	38.11	44.71	60.74

出典：新型コロナウイルス感染症対策本部に対する厚生労働省提出資料より作成

な判断を下すことになった。

　首都圏 1 都 3 県は，人流や感染傾向などで密接な関係があるとの認識を共有しており，令和 2 年末から特に連携を強め，共同で対処することに効果がある場合には連携するとの原則の下，折に触れ連絡を取り合ってきた。関西圏での緊急事態宣言解除が取り沙汰された 2 月末から 3 月初頭には，1 都 3 県の知事間で頻繁に連絡を取り合い，一部には解除に積極的意見はあったものの，最終的にはまとまって対応し，首都圏に対する緊急事態宣言は 3 月 21 日まで延長されることとなった。

　この第 4 波ではアルファ株が猛威を振るうこととなったが，5 月 11 日までの全ゲノム解析での埼玉県のアルファ株判明件数は大阪に次ぐ多さであった（厚労省，n.d.-d）。しかしながら，専門家会議の意見を得て医療機関への負担を重視して慎重に検討し，また新規陽性者の増加に対して早期に対応したことが，結果として首都圏と関西圏の感染拡大の差に繋がったように思われた。当時，病床・重症病床の使用率については，例えば大阪の場合，3 月 3 日時点でそれぞれ 27.3％，32.2％と十分に下がりきっておらず，それは同日での 1 都 3 県平均の病床・重症病床使用率の 38.5％，25.6％と同程度に深刻で（新型インフルエンザ等対策有識者会議，2021b），仮に埼玉県で感染者が低減したことを重視し，減少に時間差がある医療機関への負担を軽視していれば，関西圏同様にアルファ株が猛威を振るうことになったかもしれなかった。

　第 1 波の教訓を踏まえ，感染防止対策と経済・社会活動を如何にバランスするかは極めて重要な課題となった。第 4 波の下，緊急事態宣言解除を求める経済界と，医療機関の負担を強調して慎重になった医療専門家の意見は同じではなかった。埼玉県として丁寧に両者の意見を調整し，理解を得，結論に至るプロセスを踏んだ経験は大きかった。異なる意見を聴取し調整する重要性に鑑み，第 4 波が落ち着きを見せ始めた令和 3 年 5 月 6 日以降の専門家会合には，経済団体及び労働団体の代表にも参加いただき，双方の意見を聴取し，あるいは調整する体制を整えた。

4）第4期（ワクチン接種の進展と第5波）以降

　令和3年2月，ワクチン接種が開始された。埼玉県においても，例えば第5波下においても下のグラフの通り，大きな効果が見られた（図3）。接種率の高い60歳代以上の人口10万人当たり新規陽性者数が，緊急事態宣言発出の基準となる50人以上を上回ったのは僅かな間であった。

　しかしながら，世代間でワクチンに対する認識の格差が見られた。特に若い世代の接種意欲が低く，埼玉県が令和3年8月に実施したアンケートでは，18歳から39歳の若い世代が接種したいと考える率は7割程度と低く，約25％がCOVID-19に不安を感じていないとのことであった。他方，不安を感じていない人のうち最大の47.9％がなんとなく不安を感じないという漠然とした理由しか有していなかった。このため，県庁内の若手職員が奮起し，若者の接種促進の動画やSNS等を作成したが，まだまだ正しい情報が若い層に十分に達したとは感じていない。ブースター接種を含め，接種体制の強化と同時に未接種者への働きかけが引き続き重要と考える。

　第5波が拡大していた頃，重症化リスクの高い陽性者に対して処方する抗体カクテル療法が拡大した。当初政府は，抗体カクテル療法に用いるロナプリーブの病院でのストックを認めず，2回分を使用し終わってから発注する体制をとっていた。しかしながら，抗体カクテル療法は発

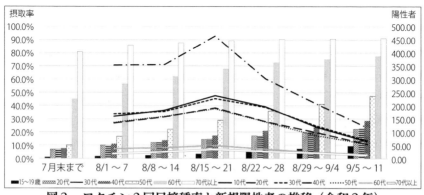

図3　ワクチン2回目接種率と新規陽性者の推移（令和3年）
（棒線は接種率，折れ線は各世代10万人当たりの陽性者）

症後 1 週間以内に行う必要があり，発症，検査・診断，発注，納品とい
う期間を考え有効に活用するためには，病院にストックを持つ必要が
あった。このため県として国に対して在庫を認めるよう要望したが実現
せず，最終的に私が菅総理（当時）に対して第 5 波の下で陽性者が急増
する中で国の在庫を出す時期であると強く要望し，総理の英断で病院の
在庫が認められ，広く薬剤が行きわたった。この時を境に，全国で抗体
カクテル療法が拡大することとなった。

　埼玉県ではこれを受けて，病院のみならず，宿泊療養施設においても
抗体カクテル療法を施療できる体制を整え，後には，外来でも抗体カク
テル療法を行えるようになり，重症患者の防止に役立ったと考えている。

　法に基づけば，一類感染症を除くと，インフルエンザなどをはじめと
する感染症について我が国では，自宅療養が基本である。このような中
で，自宅での感染を予防したり，無症状者や軽症者の重症化を完全な体
制で見守ることは残念ながらできない。県民や事業者，医療関係者や福
祉関係者の協力のおかげで，本稿執筆時点（令和 3 年 12 月）で感染は
一定の落ち着きを見せているが，今後も新たな変異株の出現や再度の感
染拡大はあり得べしと考えざるを得ない。このため，これまでの戦略及
び戦略に繋がる戦術的対応を継続すると共に，病床や療養施設の拡充，
ワクチン接種の拡大，市町村との連携等をさらに強化する必要がある。

　特に，第 4 波で「幽霊病床」の存在が取り上げられ，地域的な感染状
況や医療資源の偏在がある中，県だけでは取り組めない法や体制の整備
は急務である。コロナ禍を踏まえたパンデミックを想定して柔軟に二次
医療圏の病床を知事判断で増加できる法の運用，パンデミックや有事の
際には公的病院をコロナ受け入れ優先もしくは専門病院とし，それ以外
の病院に公的病院の入院患者を引き受けていただく体制，有事に際して
都道府県境を超えた医療資源の分配を国が行うことなど，取り組むべき
ことは多い。

　今後は，経済や社会活動とのバランスを重視しつつ，将来への予測が
立つ形で経済活動ができるような「新しい生活様式」の確立が望まれる。

県としては，次の感染拡大に準備を重ねると共に，これからも集積されるであろう知見を基にしたさらなる準備と体制の強化を不断に継続する必要があると考えている。

参考文献

Jenq GY, Mills JP, Malani PN（2020）"Preventing COVID-19 in Assisted Living Facilities-A Balancing Act," *JAMA Intern Med.* 180（8）：1106-1107.（Published online May 21, 2020）

厚生労働省（2020）「令和元（2019）年　医療施設（動態）調査・病院報告の概況」< https://www.mhlw.go.jp/toukei/saikin/hw/iryosd/19/dl/09gaikyo01.pdf > 2021 年 12 月 27 日アクセス

厚生労働省（n.d.-a）「平成 17 年度ホテルー旅館営業の施設数・客室数及び簡易宿所・下宿営業の施設数・許可・廃止・処分件数」< https://www.mhlw.go.jp/bunya/kenkou/seikatsu-eisei21/05-05.html > 2021 年 12 月 27 日アクセス

厚生労働省（n.d.-b）「医師確保計画を通じた医師偏在対策について< https://www.mhlw.go.jp/content/10800000/000665196.pdf > 2021 年 12 月 27 日アクセス

厚生労働省（n.d.-c）「介護事業所等における新型コロナウイルス感染症への対応等について」< https://www.mhlw.go.jp/stf/seisakunitsuite/bunya/0000121431_00089.html > 2021 年 12 月 27 日アクセス

厚生労働省新型コロナウイルス感染症対策推進本部（n.d.-d）「新型コロナウイルス感染症（変異株）への対応」< https://www.mhlw.go.jp/content/10900000/000779013.pdf > 2021 年 12 月 27 日アクセス

後藤英介, 福島大志, 西口博憲（2015）「急性期人工呼吸管理を施行された 80 歳以上の高齢者の長期予後」『日呼吸誌』4（3）：205-209 < http://www.jrs.or.jp/quicklink/journal/nopass_pdf/ajrs/004030205j.pdf > 2021 年 12 月 27 日アクセス

埼玉県（2021）『統計からみた埼玉県の姿 2021』p.33 < https://www.pref.saitama.lg.jp/documents/194703/2021sugata_file2.pdf > 2021 年 12 月 27 日アクセス

新型インフルエンザ等対策有識者会議（2021a）「基本的対処方針等諮問委員会（第 13 回）参考資料 1 」< https://www.cas.go.jp/jp/seisaku/ful/shimon13.

pdf > 2021 年 12 月 27 日アクセス

新型インフルエンザ等対策有識者会議（2021b）「基本的対処方針等諮問委員会（第15 回）」< https://www.cas.go.jp/jp/seisaku/ful/shimon15.pdf > 2021 年12 月 27 日アクセス

第 2 章

新宿区から見た COVID-19 対策

－基礎自治体の果たす役割－

吉住 健一

新宿区長

1．感染症への自治体対応

　新宿区保健所は，感染症対応に関しては日本有数の保健所と言われて
きた組織である。新宿区内には特定感染症指定医療機関も所在し，世界
最大の乗降客数を持つターミナル駅を中心に往来する人口が多いため
HIV 検査センターを持ち，大規模な歓楽街を持つため梅毒等性病の検
査，日本語学校が多く外国籍住民も多いことから結核健診も大量にこな
してきている。そうした環境の中で日常業務に従事する保健師の経験は
豊富で，多様な困難事例にも対処して疫学調査を実施してきた実績も持
つ保健所である。
　一方，感染症流行時における自治体の役割は防疫や感染者への対応の
みならず，感染拡大による行動抑制や感染抑止策によって生じる住民生
活への影響に対処することにも力点を置いている。生活者としての住民

や事業者の社会経済活動を維持するために現場に近い自治体の対応は，感染症の専門家が望む規制や取り締まりとは必ずしも一致しない判断をする場合もある。したがって，時の為政者の発言や報道の在り様によっては，住民のみならず，全国各地からの批判や抗議を大量に受けながら作業を続けることになる。

1）保健所の体制と自治体の業務内容

　令和元年の年末に未知のウイルスであるSARS-CoV-2が確認され，国外での脅威が国内での脅威に変化するにつれ，住民は不安を持ち，情報や物資の不足は不満を募らせることとなり，過重なストレスからパニックに近い状況が発生した。

　確認されたばかりの新たなウイルス感染症のため，感染経路やその危険度も不明であった。保健所が成し得る感染抑制策は基本的な感染予防対策を啓発する以外に手段はなかったが，その時点における感染予防の考え方と後に「富岳（スパコン）」などで検証された感染予防効果には乖離があった（[例]マスク着用の効果について）。

　未知の感染症への恐怖心が住民の中に広がり，市販のマスクや消毒液が品薄となり，ドラッグストアには開店前から行列ができた。また，そうした物資の価格が高騰することを想定した買い占めによる転売行為，感染予防物資の販売抑制（売り惜しみ）が発生した。さらには，トイレットペーパーも不足するとの誤情報が流れ，トイレットペーパーも買い占めの対象となり，自治体にはマスクや消毒液のほか，トイレットペーパーの供給についての問い合わせや苦情が殺到した。こうした住民の反応は，東京都による「ロックダウン発言」後に一時的な食糧の買い占めとして繰り返された。

　国外での感染拡大情報から，国内での感染者確認情報に変化するにつれ，住民からの感染症に対する問い合わせが急増していった。保健所等の電話回線は繋がりにくくなり，体調が悪い住民が保健所に直接訪ねてくる状況が生まれた。季節性の風邪や花粉症との区別がつかない中で，

かかりつけの医療機関での診療も受けられない事例も多く，未知のウイルスへの感染に対する恐怖心からパニック状態となっていった。

（1）第1波（令和2年2月以降の動き）…誰もが新型コロナを恐れていた時期

　年度当初の保健予防課の人員体制は医師，保健師のほか，事務職員も合わせて37名。年度末には52名の体制となった。年度内は，ダイヤモンド・プリンセス号での感染症対策に従事した方や海外との行き来のある感染者が中心で，市中感染は少ない状況であった。その後，繁華街で働いていると思われる若者の感染が増え始めていった。

① 感染予防対策
a. イベントや事業の中止

　人との接触を減らすことで感染拡大を防ぐことを目的に「不要不急」の区事業を中止，延期，縮小をする基準を策定し，全庁に伝達。必要な事業を実施する際の注意事項を保健師等と協議し，全庁で共有。不特定多数の参加者を集めるイベントは中止，生活上必要な事業は感染予防のうえ実施，時期を変更することが可能な事業は延期とした。東京2020大会に向けた機運醸成イベントが多く企画されていたが，2月中には全てを中止・延期とする決定をした。

　第1波が落ち着いた段階で，高齢者施設での感染予防対策の状況確認を保健所と福祉部が合同で行った。感染症に対してハイリスク者である高齢者の生活の場であり，事業を停止することができないため，予防活動に重点を置いた。

b. 陽性者情報の公表基準

　区内感染者情報の公表基準を策定。未知のウイルスに感染するという恐怖心から，区民からの情報開示への要求レベルが上昇する。職種，住所，国籍，ライフステージ等議会からも詳細な属性についての質問が寄

せられる。感染者の人権を守ることを第一義とし，感染した可能性を隠されてしまうことがないように，公表基準を遵守して，疑似症状者や濃厚接触者への検査や聴き取りを適切に行うこととした。

基準として，区施設における従事者と利用者の感染を確認した場合は，施設の種類と人数，対応状況について公表。当該感染事例によって感染拡大が懸念される場合は，民間施設についても公表をする。

c. 国立感染症研究所による調査

繁華街におけるクラスター発生の報を受けて国立感染症研究所の砂川富正先生（国立感染症研究所感染症疫学センター第二室長（当時））による店舗等への立ち入り調査により，店舗内や生活様式の中での感染リスクを解析。店舗内での感染以上に，社員寮での集団生活へのリスクが指摘された。また，回復した感染者の血液検査を継続的に実施し，抗体の保有状況などを調査する活動も行われた。

② 区民生活への対応
a. 一斉休校

国の要請を受けた東京都教育庁の要請を受け入れる。ただし，保護者の仕事上の都合で児童が登校した場合は，可能な限り学校として対応することとした。学童クラブは急遽朝から学童の受け入れを開始する体制を急いだ。子ども園の幼稚園部分も休園とした。

卒業式，入学式を控えた時期であったため，児童生徒の心情や発育への影響を考慮して分散登校を段階的に実施した。運動不足解消や情緒の安定に役立ったと認識している。

b. フレイル対策

外出自粛による高齢者の運動不足からフレイルに陥ることを防ぐ取り組みを進める。散歩等の個人で行う屋外活動の感染予防策を周知する。新聞折込で配布する区広報に号外として「自宅でできる健康体操」を挟

み込み配布。

c．支払い猶予

　区民税，国民健康保険，介護保険，後期高齢者医療，区営住宅使用料の支払い期限の延期や減免対応。ワンストップ窓口を設置し，郵送などで対面を避けた受付も開始。

d．事業者支援

　緊急融資の拡充と保証料全額補助，利子補給補助を実施し，緊急事態宣言に備えた資金繰り対策，事業再開時に活用できる感染予防グッズ購入費補助，業態変換支援補助，区独自の家賃補助制度の立ち上げを実施し，事業者が休業要請に応じやすい環境を整える。

③生活困窮者対策
a．生活資金対策

　新型コロナウイルス感染症の発生による休業や失業等により，一時的または継続的に収入減少した世帯を対象として，生活福祉資金貸付制度における総合支援資金（生活支援費）及び福祉資金（緊急小口資金）について特例的な対応をしている。貸し付けの実施主体は都道府県の社会福祉協議会になるが，受付業務を市区町村の社会福祉協議会で対応している。

　総合支援資金の申請数は，令和 2 年 3 月期 1 件だったものが 4 月中に60 件，5 月中に 303 件となり，緊急小口資金の令和 2 年 3 月期の受付数が 63 件だったものが 4 月に 950 件，5 月には 1,729 件に増加した。

b．住居確保対策

　離職等により住居を失った，または住居を失う恐れのある方へ家賃相当額を有期で給付し，安定した住居と就労の確保に向けた支援をする事業で，令和元年中 30 件の相談件数が令和 2 年中には 6,444 件にまで増

加した。実際に支給された数は令和元年中18件に対して，令和２年中に2,908件となった。

c．ネットカフェ難民対策

　緊急事態宣言の発出を受けて，感染拡大防止を目的にネットカフェにも休業要請が出された。東京都はビジネスホテル等を借り上げて，ネットカフェを自宅代わりに使っていた都民を受け入れる事業を実施した。区の福祉事務所も居所確保の相談を受けると同時に，生活保護に繋げる役割を担っていた。しかし，ホテル宿泊者とのコミュニケーションを図ることは難しく，退所期限の延長を伝えずに退所させた事例が発生し，宿泊料を支払うと同時に，区長名の謝罪文を公表した。

（2）第２波（令和２年７月～）コロナでも営業再開

　保健予防課の体制は約150名（国の支援約20名，都の支援約10名）。
　繁華街従業員で感染者が発生した場合に店舗ごとにスクリーニング検査を実施し，多くの新規感染者を発見した。定額給付金の給付作業がピークに達し従事職員が増え，保健所への応援職員の確保をしたうえで兼務発令を発し続けた。

① 国からの支援

　厚生労働省の正林審議官より，酒類を提供する飲食店の従業員に対する集中的な検査によって確認されている感染者数が多かったことから，さらに幅広く徹底した検査を要望された。保健所としては，マンパワーが不足しているので，これ以上の積極的疫学調査は困難であると回答したところ，国立感染症研究所の会議室を活用した新宿区保健所戸山分室を開設してもらえることとなった。厚労省が声がけをして集まった保健師等による積極的疫学調査への支援が始まった（20名規模）。

② 都からの支援

　東京都福祉保健局からは，東京都健康安全研究センターを活用した第二保健所の開設の申し出があった。対象は他自治体の居住者が区内の事業所で勤務していて感染した場合の積極的疫学調査（10名規模）。

③ ホテル借り上げ構想

　4月以降，感染者数が増加するにつれて入院調整に時間がかかるようになった。自宅待機が困難な患者（複数の家族で同居等）が軽症であれば，ホテルで療養してもらうことも選択肢にしたいと考え，区内の大規模ホテルに宿泊療養施設としての借り上げについて打診。施設の賃貸は可能との回答をもらう。ただし，ホテル従業員の借用はできない。また，当時は，リネンサプライ等の入所者の生活を支えるサービスを取り扱える事業者が限定的であった。同時期に東京都によるホテル宿泊事業がスタートしたため，大規模宿泊療養施設の開設は中止した。

④ HER-SYS

　既存のシステムから東京都のシステムへ移行して，稼働している中での新システムへの立ち上げであったため，現場からは戸惑いの声が強かった。システムの特徴としては，保健所が発生届に基づいた入力をするだけでなく，感染者自身による入力が可能であったが，誤入力の修正が不可能であったこと，コロナ対応に当たっている医療機関に新たな負荷をかけてしまうことなどから，積極的な導入に踏み切るまでに時間がかかった。現場サイドからの消極的な反応を受けて，厚生労働省から担当課長らが説明や説得に訪れる事態となった。

⑤ 国立感染研砂川チームによる研究

　国立感染症研究所の砂川先生が指導する感染研の研究員が特徴的な店舗を訪問し，衛生管理や従業員の健康管理についての詳細な聴き取り調査を開始。副次的な事業として，砂川チームと新宿区観光振興協会が連

携して，複数の商店街の感染予防対策について全店調査したうえで，「飲食店のコロナ対策安心情報マップ」を作成。個店ごとに注意すべき点を指摘し，改善する取り組みが進んだ。

(3) 第3波から第5波（令和3年）緊急事態宣言への慣れと分断

　保健予防課の体制は最大で138名。第3波時は，令和2年の年末から都内の新規感染者数は増加していたが，新宿区内は小康状態を保っていた。1月7日に160日振りに100人を超える感染者数となった。以降は新規感染者数が急激に増加していった。第4波時は，比較的小さな波ではあったが，第3波以来緊急事態宣言の延長やまん延防止等重点措置期間が繰り返された影響もあり，感染予防対策としての行動規制（人流の抑制）は徹底されなくなっていった。第5波時は，令和3年中で最大の感染拡大の波となった。重症化する感染者の比率は下がったものの，爆発的な感染拡大による入院を必要とする病状の患者が増え，入院調整は困難を極め，最大で約1,400人の自宅待機者が発生し，1,000人程度の患者が入院待機している状況が約1ヵ月続いた。

① 感染増による病床逼迫…入院調整が困難となる

　第2波が落ち着いた後の期間が長かったため，急激に感染者が増加した第3波時はコロナ病床の準備が追い付いつかなかったと分析している。他自治体からの情報でも，地元の病院に入れないため，遠隔地の病院に入院する事例が多かった。また，区内でも自宅に救急車が到着していたものの，搬送先が見付からず死亡する事例も発生した。

② 感染者数の爆発的増加…訪問診療・看護との連携

　第5波は，最大の感染者数が発生し，病床数を遥かに超える感染者数となった。新宿区としては初めて積極的疫学調査を抑制することとなった。健康観察も軽症者は訪問看護ステーションに委託することで，保健所はハイリスク者への支援を優先して行うこととした。また，訪問診療

に対応可能な少数の医療機関に相当数の患者を診ていただいた。

③ 入院調整…酸素ボンベ購入，一時滞在施設整備，移送用タクシー借り上げ

　訪問診療を行い自宅待機者の生命を繋いでいた医療機関からの要請によって，酸素ボンベを 50 本購入。また，訪問診療では一人一人にかける時間が増えてしまうという指摘を受け，区独自の一時滞在施設（酸素吸入，薬剤投与で入院調整の間の生命を繋ぐ）の設置の準備を開始した。さらに，重症者が軽快した際などに軽症者対応が可能な病院への患者移送用のタクシーを借り上げ，救急車が利用できないケースに備えた。

④ 新宿区新型コロナウイルス対策医療福祉介護ネットワーク…医療・介護との連携

　令和 2 年 9 月以来，区と医療関係者と介護事業者とで毎月開催していた "新宿区新型コロナウイルス対策医療介護福祉ネットワーク" の提言を受け，自宅療養者等への支援策を策定。自宅待機者（療養者）への訪問診療には介護的な支援も必要となるが，介護従事者等には介護報酬などの加算制度は無く，介護従事者等のボランティア精神に支えられているとの指摘を受け，区独自の加算や介護従事者を派遣する事業所への支援策を整備した。

2．繁華街と外国人コミュニティの感染症対策

　新宿区内には密集度の高い繁華街が多数存在している。東洋一の歓楽街とも言われる歌舞伎町，車道にまで人が溢れる大久保通り近辺の多国籍な飲食店街，学生街として名高い高田馬場，LGBT 関係者が多く集まる新宿 2 丁目，古くからの飲み屋街新宿 3 丁目，伝統的な飲食店街である神楽坂，荒木町等，飲食店の届け出数は 12,000 軒を超える。
　外国籍住民は国籍数 120 を超え，住民の 10％を超えている。国籍に

よっては，同胞のコミュニティが把握できないため，衛生管理上の情報伝達が困難になっている場合がある。また，住民票等の移動手続きを済ませていない関係性の不明な同居人が滞在している場合があるため，濃厚接触者の確認等が困難な事例があり，積極的疫学調査が進みにくい面がある。

いずれにしても，過去や素性を伏せて過ごすことができる大規模な歓楽街や日本人には把握が難しい外国人コミュニティを抱えている自治体としては，ひとたび感染症が流行すれば，感染拡大を止めることが難しいという危機感を常に持っている。

1）繁華街対策

（1）探索不能

繁華街（歓楽街）で営業する店舗は飲食関連だけでも，保健所に届け出る飲食店，警察に届け出る風営法適用店，深夜酒類提供飲食店，ショーパブ等多岐にわたっている。地元出身者で店の前面に出て仕事をしている人は少ない。飲食店で営業している人の多くは地方出身者で，繁華街を一歩出た一般社会との関係性は深くない人も多い。店舗の種類を問わず，多くの人は，住民票を以前住んでいた自治体に残したまま，区に届けていないケースもあり，区のサービスなどとも縁遠い。必然的に，新宿区や保健所と関係を持つことに消極的な姿勢が目立ち，積極的疫学調査への協力依頼に対して答えてもらえない事例が頻出していた。

（2）連携開始

商店街振興組合の理事を務めるホストクラブ経営者と意見交換をし，歌舞伎町におけるクラスター対策を検討することとなった。行政に不信感を持つ経営者との"話し合い"を始めることで，相互の信頼関係を構築し，安全な繁華街を取り戻すことを計画した。

区の基本的な方針としては，「当事者と正確な情報共有をし，当事者と対策を検討し，当事者と共に実行する」ことを重視し，回数や期限を

決めずに話し合いの場を持つこととした。

① 新宿区繁華街新型コロナ対策連絡会

　繁華街でホストクラブを経営する現場の幹部約40人と6月2日，3日に分けて意見交換を実施した。その場で，「感染拡大防止対策により来街者に安心してもらうこと」，「積極的疫学調査に協力する店舗名は公表しないこと」を基本的なルールにして，当面の感染拡大防止に向けた協力関係を結ぶこととなった。ホストクラブ以外の繁華街関係者からも参加を募り，世話人会を経て，新宿区繁華街新型コロナ対策連絡会を6月18日に発足し，毎週水曜日に感染症の専門家も招いて勉強会を開催した。その後，東京2020大会開会式（1年後に延期）に合わせて設定されていた4連休を控えて7月20日，21日の2日間にわたり接待を伴う飲食店約300店を事業者と区役所の職員で感染予防を呼びかける戸別訪問を実施した。新宿区内での第3波は7月31日以降，感染者数が減少した。

② キャラクター等を活用したSNSによる情報発信

　秋以降の感染状況の落ち着きから，積極的な感染予防対策の事業も休止状態となったが，徐々に感染者数が増えていく状況を見て，ホストクラブの最大規模のグループのリーダーの紹介でインターネットメディア"ねとらぼ"の編集者から助言と提案を得ることができた。編集者による紹介で，ネット上で人気のあるキャラクター「仕事猫」をイラストレーターのくまみね氏からご提供をいただいた。「仕事猫」による「＃マスクヨシキャンペーン」で，SNS等を通じて若年層に新型コロナ対策に対して関心を持ってもらうキッカケ作りをすることとなった。令和2年12月のスタート時にはSNSのトレンド入りをするほどの反響を得た。「仕事猫」は，マスクの着用や早めの帰宅を促すキャンペーンに活用された。また，若年者に人気のある歌手グループとのコラボをして，ワクチン接種についての啓発キャンペーンも実施した。

③ 当事者とガイドライン策定

　第1波後に，国から示されたガイドラインでは営業自体ができなくなる店舗が多いという反応が見られた。当事者と，ガイドラインの見直し作業を行い，守れるガイドライン作りに取り組んだ。

　新宿区繁華街新型コロナ対策連絡会を通じたコミュニケーションにより，当事者意識を持って感染予防策を実行する足掛かりとなった。

(3) 分断

　感染予防のために発出された緊急事態宣言下において，休業要請や時短要請に経済的理由で協力できない店舗も含めて，営業している店舗は感染拡大の元凶であるというイメージが繰り返し報道され，特定のエリアや業種がメディアスクラムに晒される状況となった。専門家や政治家の発言が繰り返し報道される中で，レッテルを貼られてしまった人が発生し，いわゆる"自粛警察"のような社会現象が発生し，自治体にも多くの通報が寄せられた。また，外出自粛に関する要請が行われる度に，"子どもの声"に対する苦情等が繰り返し寄せられた。外出自粛，リモート勤務でストレスが溜まった人が増えたことによると考えられる。

① 経済と防疫

　感染症対策を最優先に考えるか，経済的な破綻を来さないことを優先的に考えるかは，バランス感覚を持って臨まなくてはならない。感染拡大を抑えるための専門家のメッセージが部分的に取り上げられて，繰り返しメディアで報道されたことにより，自粛要請を受け入れている人（善良）と経済活動を継続する人（悪党）というイメージができて分断を生み，専門家や行政からの呼びかけに対して，聴く耳を閉ざさせてしまうことになった。

　協力金の算定に最適解は存在しない。全ての時間帯に，全ての店舗を自粛要請に応じているか否かを確認する手段もない。仕事をしないで暮らすことが，人間の心理にどのような影響を与えるのかについて配慮し

た要請内容でなければ，人は従う気を失ってしまう。罪悪感を持ちつつ，闇に紛れた営業をするか，開き直った営業をするかの選択に進んでしまう。

② 協力金による分断

協力金や補助金を活用して時短要請に応じた店舗も多かったが，基準に適合せず，協力金の対象とならない店舗や事業所との間に不公平感が生まれ，分断が生じていた。通常の営業利益よりも協力金の金額が多いと想像される店舗に対して，協力金を受給する対象ではない店舗や利用客等からの揶揄や非難も生じていた。また，協力金を受給した店主に対する店員からの不満（協力金の分け前について）が述べられる事態も散見された。

③ 政治と社会

専門家の意見を参考に政府・自治体は事業者が好まない自粛要請をしなくてはならないが，効果が上がらなければメディアで叩かれる。その結果，より厳しいメッセージを発して，より厳しい対策が実施された。そのことは事業者や自粛に疲れた住民からの反発を招き，人流抑制等の効果を上げることには繋がらなかった。東京 2020 大会（無観客であるにもかかわらず）の実行を引き合いに，自粛要請に反発する声も大きくなっていった。

④ 「夜の街」と「不要不急」…フレーズが招いた分断

繁華街・歓楽街は深夜や朝方まで営業が続く。その点を指して「夜の街」という呼称が使われたが，当事者たちは初期段階から呼称への不快感を漏らしていた。しかし，記者会見で使われるフレーズとして定着したため，報道機関も「夜の街」という呼称を使用し続けた。

また，「不要不急」という表現が多用されるにつれて，「自粛要請」を受ける業種や人が「不要」と認識されているという被差別意識を持つ傾

向が見られた。そうした反応を受けて，新宿区長から発するメッセージでは「不要」を使わず，「不急」に重点を置いて人流抑制を呼びかけることとした。

　歌舞伎町に向かう最も大きな入り口となる通称ゴジラロードに看板付き車両を停車させ，来街者には「はやめに用事を済ませよう」，回遊者には「そろそろ帰りましょう」という呼びかけのメッセージを発信した。警備員も倍増させ，路上呑みをする若年者へ帰宅を呼びかけた（図1）。

⑤ 繰り返される緊急事態宣言…飲食店との対話，東京都医師会モデル事業

　緊急事態宣言が繰り返し延長されていく中で，新宿区繁華街新型コロナ対策連絡会関係者数名から自粛に応じることへの限界と営業再開することへの謝罪の連絡が入り始めた。爆発的な感染拡大が始まりつつある段階で自粛に応じるか，体調不良の際には迷わず検査を受けることを求め，特別に咎める対応はとらないこととした。

　一方，東京都医師会から抗原検査を用いたモデル事業を新宿の繁華街で実施したいとの申し出を受けた。歌舞伎町内の区立公園にテントを設置し，抗原検査を受け，陰性であった場合に感染予防対策店で飲食を可能にするという事業であった。東京都医師会からの要請を受けて，区から商店街や事業者に協力を依頼したが，入店前に検査所に行き，検体採取後約30分後にスマホアプリを通じて発行される陰性証明を取得して

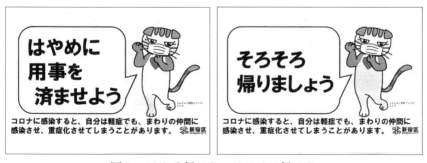

図1　はやく帰ろう・そろそろ帰ろう

から店舗に向かう手順が必要なため，モデル事業として実施以降に広がる動きは見られなかった。

2）外国人対策
（1）積極的疫学調査

　陽性が判明した外国人世帯の積極的疫学調査を進める過程で，住民基本台帳に記載されていない知人，親戚といった同居人が確認され，その人物が先に発症しながら医療機関で診察を受けていない場合などもあり，調査対象の特定が困難を極める事例もあった。

　外国人世帯の中には子育て世帯も少なくない。保育施設や教育機関に通わせている家庭も多いため，保護者の感染から子どもへ，子どもから児童生徒へと感染が広がるリスクがあるため，感染予防と感染拡大防止の徹底を伝える工夫が必要であった。

（2）感染予防の徹底
① コミュニティ

　120を超える多国籍な住民構成である新宿区には，多文化共生まちづくり会議という外国人コミュニティの代表と日本人の住民の代表が一堂に会する会議体が常設されている。また，外国人の生活相談や日本語教室を実施している多文化共生プラザが設置されている。そうした窓口を通じて，感染予防や体調に変化のあった場合の医療機関へのかかり方や健康相談ダイヤルの周知を図った。

② SNSの活用

　2020年10月から11月にかけて，全国で民族特有の祭事で親戚縁者が会食を行ったことでクラスターが発生していると報道が流れた。新宿区内にも多数の同国人が居住していることから，国立感染症研究所からの要請でコミュニティとの連携を図った。コミュニティの構成員を発信者として国立感染症研究所から示された感染予防の呼びかけを翻訳して

SNS上で情報の拡散を図った。

3．ワクチン接種

　感染症法上，予防接種は自治体の事務となるが，新型コロナワクチンに関しては医療従事者の接種を東京都が，住民の接種を市区町村が担当することになった。

1）接種順
　医療従事者への先行接種開始当時は副反応や効果についての不安感があり，住民から積極的に接種を希望する声は強くはなかったが，副反応に関する情報や先行していた海外でのワクチン接種による効果が理解されてきたことと，感染拡大の波が大きくなるにつれ，早急な接種を望む声が大きくなっていった。限りあるワクチンの効果的，効率的な使用が自治体の判断に委ねられることとなった。

（1）ワクチン接種の優先順位
　医療従事者への先行接種，高齢者への優先接種はワクチンの供給ペースに合わせて順調に進んだが，基礎疾患の程度や種類の限定列挙については住民からの問い合わせが多く寄せられた。また，休業要請の対象とならない職場で働くエッセンシャルワーカーへの接種も対象職種が増えていくにつれ，接種券発行の有無，居住地，勤務地いずれかで接種するのかなどの問題が生じた。
　感染拡大は若年層を中心に進んできたことと，中高年層はかかりつけ医がいる場合が多いことから，予約の分散化を目的に個別接種の受付は全世代同時にスタートし，集団接種の受付は若年層から順に受付を開始した。新宿区では，年齢によるハイリスク者を優先し，60 〜 64歳については基礎疾患者と同時に接種を始めたが，デルタ株の流行で50歳代の重症化事例も確認されたため，50歳代限定の予約枠を確保する対

応を実施した。第5波時には妊婦とその配偶者向けの接種を優先的に受け付けした（次ページ図2）。

（2）100万人接種体制
① 大規模接種会場

自衛隊が担当する大規模接種センターでは高齢者のワクチン接種が始められた。当時，職域接種も始まり，自治体に配布される住民接種用のワクチン供給量が減少傾向となっていたので，国には自衛隊大規模接種センターでの対象年齢を段階的に引き下げてもらうことを要望した。

5月から読売新聞社の提案で東京ドームでの大規模接種を計画した。新宿区，文京区，港区の3区合同接種会場として，ワクチン確保に奔走した。結果的に7月下旬にワクチンが供給されることが確定し，8月半ばから接種を開始することができた。

② 職域接種

5月に厚生労働省からの働きかけがあり，新宿区の繁華街従業員を対象とした職域接種会場の設置のための協議を開始した。しかし，国による職域接種募集に企業団体の申し込みが殺到したため，国全体でワクチン不足に陥り，ワクチンの割り当ては8月後半まで確定しなかった。また，住民用のワクチンが確保できていない中での飲食店従業員向けの職域接種を実施することには異論も出されたため，新宿区のエッセンシャルワーカーに当たる職員と繁華街の飲食店従業員，地域貢献枠としての住民接種の3本立てで職域接種会場を設置することとした。新宿区職員に関しては，居住自治体や東京都が実施しているエッセンシャルワーカー向けの接種会場で接種することで，新宿区民向けに開放できる職域接種のワクチン予約枠を多めに確保することができた。

（3）ワクチン供給の停滞

東京都も大規模接種会場を増設していったが，市区に供給される前の

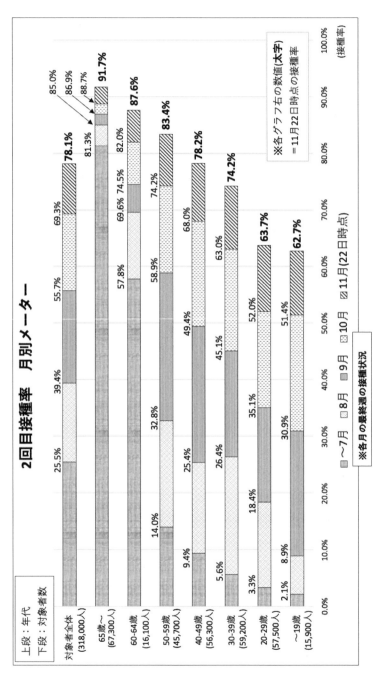

図2 年代別接種率進捗状況（令和3年）

段階で都の会場にワクチンが割り当てられてしまうため，市区に割り当てられる住民用のワクチンが不足がちになった。都としては，バランスを見ながらの供給を考えていたと思われるが，第 5 波のピークが到来し，病床が逼迫している時期でもあったため，他の自治体の首長と共同声明を発して，都は医療人材を病床確保のために充て，ワクチン接種は住民接種を担当する市区に任せ，大規模接種会場に滞留しているワクチンを供給すべきという役割分担の提言を行った。

　令和 3 年 8 月は，接種能力に対してワクチン供給量が追い付かなかったため，住民の接種予約受付を停止し，大半の集団接種会場を事実上の閉鎖状態とした。個別接種を担ってきた医療機関の一部からは，区がワクチンの出し惜しみをしているのではと不信感を持たれ，患者に対して区がワクチン接種に非協力的である旨の告知をされる事例も発生した。そうした事態を受けて，広報新宿（8／5 号）と区公式ホームページに新宿区へのワクチン供給状況と配布計画を掲載し，ワクチン供給の現状を報告することとした（次ページ図 3）。輸入に頼っているワクチンの確保や各自治体からの配布要請に国や都も苦労していると理解していたため，区側からの発信が政府や都に対する批判に繋がらないように配慮して記載した。

　一方，大規模接種会場を設置していた他区からは余剰ワクチンの情報が寄せられ，渋谷区の大規模接種会場用に割り当てられていたファイザーワクチンを急遽貸与してもらうことができた。その後も，大規模接種会場でワクチンが残っているとの情報を得て，他の自治体にも協力依頼をした。また，新宿区内で行われていた宝塚大学の職域接種での余剰分約 650 人分を新宿区民向けに開放してもらい，日本語学校からも外国人留学生約 200 人分のワクチンを活用して接種に繋げることができた。

2）接種率向上

　新宿区の人口構成は若年層が多い，外国人住民が多いという特徴がある。また，行政との関係性が乏しい住民も多く，マイナンバーの通知

区民の皆様へ ～新型コロナワクチン確保について

新型コロナワクチンの予約をご希望のタイミングでお受けできず申し訳ありません。ワクチンは海外からの輸入に頼っている為、世界的なワクチン不足の中で、日本の望み通りの輸入スケジュールにはならない状況となっています。そうした中、国や東京都から9月までの供給見込みが示されましたので、新宿区の当面の基本的な考え方を決定し、通常な医療機関での個別接種により多く配分することといたします。集団接種会場の数を集約し、身近な医療機関での個別接種により多く配分することといたします。（下表参照）

また、通常のワクチン供給とは別枠で、読売巨人軍様・東京ドーム様のご協力により3区合同ワクチン接種会場（新宿区・文京区・港区）を設置する準備が整いましたので、お知らせいたします。3区合同ワクチン接種会場と職域接種会場を開設することで、ワクチンの確保に努めながら、国や東京都における職域接種の確保をおかけしていますが、来年度も安心して迎えられるように、引き続きワクチンの確保と接種促進に全力を注いでまいります。

さらに、新宿区役所における地域接種会場を開設しております。

新宿区といても、国や東京都、3区合同ワクチン接種会場と職域接種会場を開設することで、ワクチンの確保に努めながら、ご不安をおかけしていますが、来年末からも安心して迎えられるように、引き続きワクチンの確保と接種促進に全力を注いでまいります。

新宿区長 吉住 健一

【新宿区の新型コロナワクチンの供給量と配分】

		7月末までの累計（実績）	8月（改定）			9月（見込み）			備考
			下旬	中旬	上旬	下旬	中旬	上旬	
国からのワクチンの供給量		189箱 218,010回分	24箱 28,080回分	23箱 26,910回分	23箱 26,910回分	24箱 28,080回分	23箱 26,910回分	23箱 26,910回分	9月の供給は未確定。数量含めは見込みです。
配分量	地域の医療機関での個別接種	61箱 71,370回分	11箱 12,870回分	11箱 12,870回分	11箱 12,870回分	11箱 12,870回分	11箱 12,870回分	11箱 12,870回分	9月中旬以降、各医療機関に毎週1バイアル(30回分)程度を配送します。
	区施設での集団接種	97箱 110,370回分	9箱 10,530回分	9箱 10,530回分	9箱 10,530回分	9箱 10,530回分	9箱 10,530回分	9箱 10,530回分	8月中・下旬に供給されるワクチンは7月20日・26日にすでに下予約が完了しています。9月以降はワクチン供給のめどが立った次第、新規予約を再開します。
	区内高齢者施設での集団接種	31箱 36,270回分	4箱 4,680回分	3箱 3,510回分	3箱 3,510回分	4箱 4,680回分	3箱 3,510回分	3箱 3,510回分	各医師の接種計画に基づき接種を実施します。

※高齢者施設等の巡回接種（12箱 12,675回分）だを除く

東京ドームに 3区合同ワクチン 接種会場を開設します

◆8月16日～11月18日のうち 34日間実施します（2回目含む）

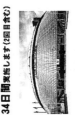

予約方法等詳しくは 4面でご案内しています

★新型コロナワクチンを まだ接種していない50歳代の方へ

50歳代の方へのワクチン接種を進めるため東京都から前倒してワクチンが供給されることになりました（約2,300人分予定）。供給時期や接種する開始時期等が決まり次第、新宿区ホームページ・区公式SNS（右記）でお知らせいたします。区公式SNSアカウントのフォローをお願いします。

◆区公式SNS「ツイッター」「フェイスブック」でワクチン情報等をお知らせします

区のワクチン接種など新型コロナ関連情報をお知らせもするほか、地震や台風等の災害時連絡情報を発信します（アカウント名(共通)）新宿区政情報課

※いただいた情報発信専用のため、投稿へのコメント等には返信しません。

📷ツイッター
https://twitter.com/
shinjuku_info

📷フェイスブック
https://www.facebook.com/
shinjuku.info

図3 広報紙

カードは約25％が返戻されてきたということもあった。高齢者層の接種が進んでも，若年者層やコミュニケーションをとることの難しい外国人住民の接種も進まないのではと想定された。また，住民登録をしていないものの居所を新宿に置いている人や，活動の中心を新宿にしている人などの接種も課題として考えられていた。

（1）若者対策
① 副反応
　報道等で，年齢が若いほど副反応が強いと情報が流れた。インターネット上には特に若い女性への接種が危険であるとの情報が飛び交っていた。医療従事者と名乗る匿名による不確かな情報も拡散されていた。ワクチン接種によるメリットとデメリットを客観的に告知することで，納得して接種を選択してもらえるように区公式SNSアカウントなどでも情報発信をすることとした。関心を持ってもらうために，前述の人気キャラクター「仕事猫」や感染症の専門家に似顔絵で登場してもらい，メリットとデメリットの比較情報を告知した（次ページ図４）。

② 陰謀論
　「ワクチンにGPS機能を持つ成分が混入されている」，「外国が日本を乗っ取る計画でワクチンを強要されている」等のデマも含めて，SNS上でワクチン接種に反対する投稿が多く見られた。ワクチン接種に反対する繁華街の有力者と対話し，「陰謀論に関する考え方については，見解を異にするが区が副反応等についての正確な情報提供をする代わりに，他人の接種を止めることはしない」という点で一致した。

③ 動機付け
　東京都からはワクチン接種者に対する特典を自治体ごとに提供することを要請された。物品としての特典と体験型の特典を検討した。コロナ禍の外出自粛で新宿を訪問することが減った方々に，新宿にお越しいた

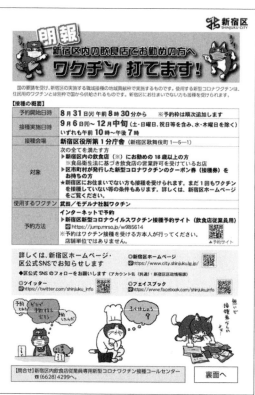

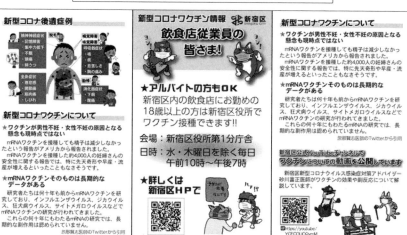

図4　チラシとカード

だきたいと考えた。

(2) 外国人対策
① 多言語化した表記

　区の広報では繰り返し接種勧奨の記事を掲載しているが，外国人向け
に多言語に翻訳したページへ誘導するQRコードも掲載した。外国人コ
ミュニティの代表を通じて，ワクチン接種について告知を依頼した。接
種予約は多言語で対応可能であることも広報した。

② SNSを通じた同胞向けの拡散

　区内には多くのミャンマー人が居住しているが，ミャンマー人の生
活を支援するNPO法人の代表と面会する機会を得た。同胞同士の連絡
ツールや情報源を確認するとSNSのFacebookであるとのことだった
ため，区の情報をミャンマー語に翻訳してもらい，ワクチン接種を勧奨
してもらった。区内の飲食店で働いていれば，住民票が無くても接種可
能と伝えてもらった。

(3) 社会的弱者対策
① ホームレス等

　住所が無く接種券が発行されていないため，接種機会を作るためには
支援団体との連携が必須となる。支援団体を通じて，接種日を告知した。
接種当日は，結核健診も合わせて実施し，2回目の接種も告知した。約
50人が接種に繋がった。

② 不法滞在等の外国人

　ホームレスの接種を実施するために，支援団体を通じて情報を拡散
してもらっていたところ，北関東の県から約30人の外国人がバスを
チャーターして接種会場に到着した。不法滞在等で地元自治体に名乗り
出ることができなかったため，新宿でのホームレス接種を知り，新宿に

向かったとのことであった。現場の判断で，午前中に結核健診を受けて
もらい，接種券を発行し，午後に接種した。

③ 家出少年等

　大きな繁華街のある街には全国から家出のような状態の若者たちが集
まる。歌舞伎町にある夜間閉鎖管理の区立大久保公園周辺には，街娼と
して生活費を稼ぐ女性たちが集まっている。ボランティアで声かけをし
て，正業に就くように促している団体と連携してワクチン接種に結び付
けられないかを検討している。警戒心が強い人が多いため，生活相談や
健康相談の切り口から信頼関係を構築する必要がある。

3）3回目接種

　現在進行形の話となるが，政府からは当初の計画からの前倒しを求め
られている。早速，政府の方針に準じて，確保できているワクチン量の
範囲で前倒し接種を進めている。自治体としては，1回目・2回目接種
時のように急かされたにもかかわらず，ワクチンの供給量が追い付かな
い状況は避けてもらいたいと感じている。「接種が遅い自治体にはワク
チンを供給しない」と大臣が発信し，自治体側で接種体制を構築すると，
届いてもいないワクチンが供給済みであると発表され，「自治体ガチャ」
というフレーズで無能な自治体として揶揄され，住民の苦情を受ける職
員の負担は避けたいと考えている。

4．報道と現実の乖離

　マスメディアには，多くの人に情報が伝達されるというメリットがあ
る。一方で，全体像を俯瞰せずに，一部分を切り取って編集をすることで，
アンバランスな情報伝達となることがある。情報に商業的な価値が付随
しているため，耳目を集めるセンセーショナルな取り上げ方をするが，
差別を生み，歪んだ世論形成をしてしまう怖さを考慮してもらいたい。

1）事業実施について

　新宿区は，国立競技場が区内に存する自治体として新型コロナウイルス感染症の脅威に晒される前から，東京 2020 大会におけるレガシー作りについて取材を受けてきていた。特に，子どもたちへの取材は繰り返し行われ，オリパラ体験を通じた未来への期待感が醸成されていた。

　そうした中で，パラリンピック学校連携観戦の安全な実現に向けて，教育委員会事務局からの報告や相談を受けつつ，組織委員会，五輪担当大臣，東京都と協議を重ね，感染予防と熱中症予防に万全を尽くした準備が進んだ。主な対策としては，①定員を制限した貸し切りバスで会場の手前まで乗り付け，公共交通機関は利用しない。②学校に集合した段階で手荷物検査を終え，入場時に手荷物検査を実施しない。③飲料水の持ち込みは制限をなくし，必要な量を自由に持ち込めることとする。

　しかし，テレビ等のコメンテーターは，対策等を調べることなく批判し，実施を中止していない自治体を地図上で表し，視聴者に憎悪感情を引き起こす行為を繰り返した。番組内で使われた発言等が刺激的なフレーズとしてネットニュースに掲載される状況が続いた。長年にわたって数多くの事業の準備に携わり，事業中止や実行を担ってきた職員たちのメンタルヘルスも考えなくてはならない。

2）エピソード＝エビデンスではない

　特異な取材対象から得たエピソードが全ての象徴になるということは，コロナ禍に限らないが，第一報がその後の印象付けに大きな影響を与える。「繁華街にいる店員たちは誰も感染予防などはしない」と匿名で語ったとされる従業員のインタビュー記事が出れば，一斉に繁華街で働く人への差別意識が醸成されていく。根拠のない批判は，諦めや開き直りを発生させるだけで，状況の改善には結び付かない。

5．結びに

　医療関係者向けのレポートとしては異質な内容となってしまったかも知れないが，何故自治体は強権を発動してでも感染抑制をしないのかという疑問に対する，一つの考え方として読んでいただければと考えている。いつ収束するのかが分からない感染症の脅威に対して，一般住民は自粛にどこまで耐えられるのかを考慮しつつ，最悪の事態に陥らないように誘導することが，行政機関として成し得る対応だと考えている。

第3章

わが国における新型コロナウイルス感染症のサーベイランス

鈴木 基

国立感染症研究所 感染症疫学センター長

1．サーベイランスとは

　サーベイランス（surveillance）という言葉を辞書で調べると，最初に出てくる意味は「敵の監視」である。つまり，この言葉は軍隊が偵察機を使って敵軍の動向を把握したり，警察が公共スペースに監視カメラを設置して犯罪者の行動を追跡したりすることを意味する。公衆衛生の文脈におけるサーベイランスも意味するところは同じである。つまり，公衆衛生当局が社会にとっての「敵」であるところの疾病の動向をモニタリングすることを指している。

　ここで重要なのは，単に敵の動向を眺めているだけでは意味がないということである。敵の動きがいつもと変わらないのか，あるいは普段とは様子が違うのかどうかを評価し，それに基づいてこちらがどう動くのか（介入）を決めるのでなくてはならない。逆に言えば，評価を伴うこ

となく，介入にもつながらない単なるデータの収集や観察は，サーベイランスと呼ぶに値しない。また，それを実践するには評価し，行動する実務者がいなければならないし，介入を可能にする法令と予算がなくてはならない。すなわち，公衆衛生サーベイランスとは，現実的な人員と予算と法令に裏付けられた行政的なシステムがあってはじめて成立するものである。

　公衆衛生サーベイランスの歴史は，古代ギリシア・ローマまでさかのぼることができる。しかし，近代的な意味でのそれは，18 ～ 19世紀の西ヨーロッパ諸国（主に英国，フランス，ドイツ）における市民社会の成立に起源をもつ。サーベイランスは，この頃に英国のエドウィン・チャドウィック（1800 ～ 1890）らによって公衆衛生のシステムの中に組み込まれていった。これは社会にとって個人の健康状態が観察と介入の対象になったことを意味していた。

　その後，公衆衛生サーベイランスは，各国の保健システムに導入される一方で，20世紀以降の疫学的転換（疾病負荷の主体が感染症から慢性疾患に移行すること），情報革命，グローバリゼーションの流れのなかで，常に変革を迫られてきた。特に感染症については，新型インフルエンザ，SARS（重症呼吸器症候群），エボラウイルス病などの国際的な感染症の流行が発生するたびに，新規診断技術の導入，データ管理体制の強化，国際的な情報共有等の課題に直面し，改善を続けながら現在に至っている。

　本稿では，国内で感染症法に基づいて実施されているサーベイランスを取り上げ，今回の新型コロナウイルス感染症（COVID-19）のパンデミックに際し，それらがどのように運用され，変更を迫られたのかについて概観する。そして将来に向けた課題について論じる。

2．感染症発生動向調査

　我が国の感染症サーベイランスの根幹をなすのが，感染症法に基づい

て行われている感染症発生動向調査（NESID）である。届出対象となる感染症を診断した医師（定点把握疾患については指定届出機関の管理者）は，その情報を発生届に記載して保健所に届出をしなくてはならない（感染症法第12条，第14条。以下法と略）。その情報はNESIDのオンラインシステム端末に入力され，都道府県の地方感染症情報センターを通じて，国立感染症研究所にある中央感染症情報センター（感染症疫学センター）及び厚生労働省に報告される（感染症発生動向調査実施要綱）。集約された情報は，各保健所，都道府県，及び中央感染症情報センターから週報等として全国医療機関，自治体，国民に対して公表される（法第16条）。このようにNESIDは感染症法及び関連する法令によって厳密にその枠組みが定められ運用されている。

　このNESIDの運用という視点から，COVID-19の国内流行の初期を振り返ってみる。2020年1月3日に，中国湖北省武漢市において原因不明の重症肺炎の集積が報告された。これをうけて国内では「疑似症サーベイランス」（法第14条）の枠組みの中で，武漢市に関連した肺炎の患者を探知することになった。そして2月1日にCOVID-19は指定感染症（法第6条）となる。この時点では，症例は少なく散発的であり，個々の症例及びその濃厚接触者の状況について，診断した医師，治療する医療機関，保健所，自治体，感染研，厚労省は連絡を取りあって最新の情報を共有していた。NESIDへの入力に関しても，大きな支障は生じていなかった。

　しかし，1月29日以降，計5便のチャーター便で武漢在留邦人が帰国し，全員に対するPCR検査と隔離が行われる（国立感染症研究所，2020a）。また2月3日に横浜港に到着した大型クルーズ船内でクラスターが発生する（国立感染症研究所，2020b）。さらにこれに前後して，国内感染事例が増加し始めた。国内外から注目が高まる中で，厚労省は各症例の基本属性と感染リンク及び現在の病状について，連日詳細な情報を公表することが求められることになる。

　この頃から，従来のNESIDの運用ではこの目的を達成することが困

難な状況となった。確かに診断した医師は感染症法上「直ちに」届け出なくてはならないし、届出を受けた都道府県知事も「直ちに」それを厚労省に報告しなくてはならない。しかし、目の前の患者の治療を優先しなくてはならない担当医が発生届を記入して送信するまでには、現実的に何時間かのタイムラグがある。さらに、それを受信した保健所がNESID端末に入力し、それが都道府県の地方感染症情報センターの担当者から確認済みの情報として中央感染症情報センターに報告されるまでには、現実的に1日以上のタイムラグが生じうる。また発生届は医師が診断した時点の情報が記録されるものである。患者が入院して人工呼吸器装着になったのか、改善したのかについての情報は記されていない。それについては治療している医療機関に確認する必要がある。

　かくして厚労省内では、各自治体に連日メールや電話で問い合わせをして各症例の最新情報を収集する体制がとられることになった。一方で、発生届を書く枚数が増えたことから、医師からも負担を軽減するシステムに対する要望の声が上がる。特に発生届を医療機関から保健所にFaxで送信していることが、メディアで批判的に取り上げられた。こうした状況から、政府の主導で同年4月から本格的にCOVID-19に特化した電子的な入力システムを導入する動きが加速した。こうして開発・導入されたのが「新型コロナウイルス感染者等情報把握・管理システム（HER-SYS）」である。

　HER-SYSは2020年5月末以降、順次各自治体で導入が始まった。導入された自治体ではCOVID-19のNESIDへの入力が中止されたが（同年5月22日事務連絡）、実際にはHER-SYSが安定的に運用できるようになるまでには時間を要した。その結果、同年後半にはNESIDとHER-SYSだけでは全国の新規症例数の総数を把握できない状態が発生した。そのため、厚労省の「新型コロナウイルス感染症対策アドバイザリーボード」（以下、アドバイザリーボード）で行われる流行状況の分析と評価に際しては、東北大学の押谷仁教授の研究グループが構築した自治体公表の症例リストを日々集約するシステムのデータが活用された

(Ninomiya *et al*., 2022)。

　自治体公表の症例リストとは，各自治体がそのホームページ等で毎日発表する各症例の基本情報である（法第16条）。公表する情報の項目については厚労省から基準が示されているが（2020年2月27日事務連絡），実際には自治体によってばらつきがある。この症例リストは，自治体が正式に公表している点で意義がある。HER-SYSはリアルタイムで入力と修正が行われる。そのため「ある日の新規症例数」といっても，それを集計する時刻がわずかにずれるだけで値が異なる。これに対して各自治体が公表する値は，自治体ごとに集計時刻は異なるものの，それが公表された時点で公式の情報として確定し，報道される。したがって，HER-SYSがある程度安定的に運用されるようになった後も，自治体公表の症例リストをデータベース化する作業は続けられている。

３．HER-SYS

　HER-SYSのシステム設計と開発は極めて短期間に実施され，2020年5月末から一部自治体で導入が始まった。しかしサーベイランス実務者（保健所，地方感染症情報センター，中央感染症情報センター含む）がほとんど関与しないままに開発が進められたこともあり，運用開始後に様々な問題が発生することになった（中央感染症情報センターに対してデータを閲覧するログイン権限が付与されたのは同年9月末であった）。同一症例の重複入力の発生，外れ値・欠損値の多発，修正記録が残らない，自治体での確認記録が残らない，NESIDデータの移行に伴う異常，流行拡大期の入力負荷増大等が発生し，その都度，実務者レベルでの対応とシステムの改修が行われている。

　一方で，医療従事者及びサーベイランス実務者を含む関係者の努力により，2020年末ごろからサーベイランスシステムとしてある程度安定的な運用が可能となった。2021年1月以降は，アドバイザリーボードにおける流行状況の分析に活用されるようになり，同年10月から中央

感染症情報センターは，HER-SYSデータを用いた「新型コロナウイルス感染症サーベイランス週報」の発行を始めた。特にアルファ株，デルタ株等の新規変異株の出現やワクチン接種の開始に際しては，迅速に入力項目が追加され，早期からモニタリングを行うことができたことは評価されてよい（むろん，その背景には関係者のたゆまぬ努力がある）。

　事態は現在も進行中であり，今回のパンデミックでHER-SYSが果たした役割については，まだ総括できる段階ではない。ここではHER-SYSが設計者の当初の構想通りには動かなかった2つの要因を挙げておく。

　まずHER-SYSの導入により，医師が発生届をインターネット端末から直接入力できるようになることで，医療者及び保健所の業務負荷が軽減されることが期待された。しかし，関係者が期待していたほどには，我が国の医療現場でのデジタル化は進んでいなかった。厚労省の調査によると，2020年時点での全国医療機関の電子カルテ普及率は一般病院で57%，一般診療所で50%である。加えて電子カルテを導入している医療機関であっても，そのほとんどでセキュリティ等の理由から電子カルテはインターネットに接続されていない。そのため，HER-SYSに入力するためには，電子カルテ端末の隣にインターネット端末を並べて入力するか，いったん紙に書き込んでから別の場所に移動して入力する必要がある。つまり診断した医師にとって，キーボードで打ち込むにせよ手で書くにせよ，自ら情報を入力するという作業は避けられない。その結果，少なからぬ数の医師が，現在も従来通り届出票に記入して，それを保健所にFax送信している。本稿を執筆している2022年7月時点でも，流行拡大時に大量に送られてくる発生届のHER-SYSへの入力が保健所の業務負荷の一因となっている。

　また，当初の設計では，発生届以外にも，基礎疾患，入院後の経過，行動履歴，濃厚接触者リスト等，あらゆる情報をワンストップで集約することが構想されていた。これにより，診断，治療，公衆衛生対応に関するすべての情報が一つのプラットフォーム上で集約され，活用できることが期待されていた。しかしその結果，入力項目は膨大な数となり，

実務者の負担が増大し，入力率の低下を招いた。入力率が低いデータは公衆衛生実務，研究の両方の観点から利用価値がない。それだけではなく，入力作業に時間と労力を要することで本来のタイムリーな入力が不可能となり，サーベイランスとしての機能に影響することになった。これに対応するために，2020年後半に入力は発生届の項目と予後を優先する方針となり，さらに2022年初頭のオミクロン株による第6波以降は発生届の項目自体が減らされることになった。

　特に初期に発生した混乱については，システム設計の段階で，関係者の間でサーベイランスの目的が共有されていなかったことが一因である。最初に述べたように，サーベイランスは流行の動態を把握し，それを評価して介入に結び付けることを目的として行うものである。個々の症例の病状の変化や濃厚接触者の把握はその本来の目的ではない。これらを目的とする際には，後述する積極的疫学調査や臨床研究を行うべきである。しかし，この目的に応じて求められる情報の性質が異なることについての認識が，流行初期に多くのプレーヤーが参入する中で十分に共有されていなかったと思われる。新たなサーベイランスを立ち上げる際には，設計段階から実務者が関与することが重要である。

4．積極的疫学調査：濃厚接触者の隔離

　感染症発生動向調査は感染者が医療機関を受診するところから始まる。これは公衆衛生当局からすれば，感染者が自らやってくるのを待ち構えている状況であることから「受動的な」サーベイランスと呼ばれる。これに対して公衆衛生当局が住民に働きかけて感染者を発見するサーベイランスのことを「積極的な」サーベイランス，あるいは「積極的疫学調査」と呼ぶ。この積極的疫学調査は，公衆衛生的観点から2つに分類できる。すなわち，感染拡大を抑制することを目的とする調査と，感染症の特性を把握することを目的とする調査である。前者は接触者追跡であり，後者は「First few hundred study（FF100研究）」と呼ばれる

ものに相当する。

　積極的疫学調査については，感染症法で以下のように定められている。「都道府県知事は，感染症の発生を予防，又は感染症の発生の状況，動向及び原因を明らかにするため必要があると認めるときは，当該職員に一類感染症，二類感染症，三類感染症，四類感染症，五類感染症若しくは新型インフルエンザ等感染症の患者，疑似症患者若しくは無症状病原体保有者，新感染症の所見がある者又は感染症を人に感染させるおそれがある動物若しくはその死体の所有者若しくは管理者その他の関係者に質問させ，又は必要な調査をさせることができる」（法第15条）。つまり，疑いがある時点で保健所の保健師は対象者に対して調査を行うことができる。これはCOVID-19の流行以前から，結核，麻疹，風疹，食中毒等の発生に際して行われてきたものである。

　積極的疫学調査の一つである接触者追跡は，感染者が見つかったときに濃厚接触者を特定し，一定期間「隔離（quarantine）」することで2次感染を予防し，発症した場合には速やかに治療を開始することを目的としている。COVID-19対策において，我が国において採用された「クラスター対策」も接触者追跡にあたるが，実際はやや複雑である。クラスター対策では，感染者が発症する前後に接触した濃厚接触者を特定するだけでなく，感染者が感染したと推定される場を特定し，その場にいたものの中からさらなる感染者を探し出す（そこに感染源となった感染者がいるはずである）。後者は感染源調査，あるいはさかのぼり調査と呼ばれる。この感染源調査が理想的に実施されるならば，一定の感染抑制効果が期待されるとともに，感染が発生しやすい場所を発見し，そこでの感染対策を徹底することで次のクラスターが発生することを予防することにつながる (Endo *et al*., 2021; Furuse *et al*., 2020)。

　この調査と対策が融合したクラスター対策は，感染対策上の貴重な情報源となるはずである。実際にCOVID-19の感染が発生しやすい場としての「密閉・密集・密接」，いわゆる「3密」の概念は初期に行われた積極的疫学調査を通して見いだされたものである (Oshitani, 2022)。

一方で，定量的な分析については，その情報が十分に活用されてきたとは言えない。

　これにはいくつかの理由がある。濃厚接触者の特定と隔離は，積極的疫学調査実施要項に基づいて保健所の保健師が行う。感染者からの聞き取りや濃厚接触者への説明には時間を要し，また本人にとってあまり触れられたくない内容を聞き出す作業でもあり，協力が得られないこともある。接触者追跡は調査者と市民の間の信頼関係に支えられた公衆衛生実務であって，科学的な調査研究を目的とするデータ収集とは性質が異なる。そのため研究者には，実務者の事情に配慮することが求められる。またCOVID-19について都道府県が実施する積極的疫学調査で得られた情報を，体系的に国に集約するシステムは存在しない。HER-SYSは感染者の行動履歴や濃厚接触者に関する情報も入力できるように設計されたが，先述の理由からこの機能は積極的に活用されなかった。その結果，各自治体が独自のやり方で集約を行うことになった。以上のような理由から，研究者が積極的疫学調査で蓄積された情報を活用するには，独自のデータベースを構築して研究目的で活用することに前向きな自治体と個別に交渉する必要があった。こうした状況は2021年の感染症法の改正に際して，国が積極的疫学調査で収集された情報を用いた調査研究を推進することが明記されたことで（法第56条の39），将来的に改善していくことが期待される。

　接触者追跡に関しては「接触者アプリ」についても触れておく必要があるだろう。流行の当初，先行する海外諸国に倣って我が国においても「新型コロナウイルス接触確認アプリ（COCOA）」が開発され導入された。これはこのアプリをスマートフォンにインストールしておくことで，一定時間，一定の距離内にいたもの（接触者）の記録が残る。ある人が陽性となり，そのことを自身のスマートフォンに入力すると，接触者全員にその通知が送られる。仮に全住民がこのアプリを利用し，自己隔離を順守すれば，接触者追跡は自動化されたことになるだろう。COCOAは2022年7月時点で3700万回ダウンロードされている。接

触者アプリは公衆衛生の歴史からみて革新的な取り組みであったが，個人情報の扱いに関する議論と開発・運用に関する問題が発生した。またそれが感染制御に果たした効果については，国際的にみても十分に検討されていない。

5．積極的疫学調査：FF100研究

　新たな感染症が出現した際に，その病原体を特定するとともに，臨床的，疫学的特徴を速やかに把握することは対策上の最優先事項である。これを目的として流行初期に数百例程度の症例について詳細な臨床疫学情報を収集して分析することをFF100研究と呼ぶ。その重要性は新型インフルエンザ対策として従前から指摘されており，英国では2009年の新型インフルエンザ・パンデミックに際して実施されている。また我が国の「新型インフルエンザ等対策政府行動計画」においても，国内発生早期に調査研究を行うことが記されている。

　このFF100研究の必要性については，国内の一部の研究者，医療関係者の間では認識されており，COVID-19の流行が始まってすぐに準備された。初期段階で2つの方法が検討され，ひとつは感染症法に基づく積極的疫学調査，もう一つは多施設共同の臨床疫学研究であった。前者については，2020年2月12日に厚労省から全国自治体に対して通知が出され，全症例の入院期間中の臨床情報を毎日報告することが依頼された。さらに同年2月20日には別途，患者の退院サマリー及び画像データの提供も依頼された。また後者については厚生労働科学研究の一環として，国立国際医療研究センターが実施するレジストリ研究（COVID-19 Registry Japan）として開始された（大曲，2022）。

　積極的疫学調査として実施されたFF100研究の結果については，一連の報告書として感染研のホームページに掲載されている（国立感染症研究所，2020c, 2020d；国立感染症研究所感染症疫学センター，2020a, 2020b；国立感染症研究所感染症疫学センター実地疫学研究セ

ンター，2021）。このとき情報の収集方法が課題となった。全国自治体からの情報はエクセルファイルに入力され，パスワードでロックされた上で毎日メールに添付されて厚労省及び感染研に送られた。これをデータベース化する作業には少なからぬ時間と労力を要することになった。この時の経験を踏まえて，2021年初頭のアルファ株，2022年初頭のオミクロン株の流行に際しては，厚労省，感染研，国立国際医療研究センターが連携し，各医療機関から効率的に情報集約する体制がとられている。

6．感染症情報に関する課題

　以上，国内の感染症法に基づくサーベイランスの現状と，COVID-19のパンデミックへの対応を概観した。本稿では取り上げなかったが，国内で実施されているCOVID-19に関連するサーベイランスには，この他にもウイルスゲノムサーベイランス，血清疫学調査，人口動態統計を用いた超過死亡のモニタリング，日本学校保健会が運営する「学校等欠席者・感染症情報システム」等があるが，これらについては別の機会に紹介したい。最後にまとめとして，今後に向けた課題について述べる。

　諸外国と同様，平時においてNESIDは週報ベースで運用されている。これに対して，COVID-19のような新興感染症が発生した際には，求められる情報量が増大し，またそれに速やかに対応するために，緊急時対応の人員を導入する必要がある。このこと自体は，2009年の新型インフルエンザのパンデミックの際の経験から，関係者の間では課題として認識されていた（「新型インフルエンザ（A/H1N1）対策総括会議報告書」）。しかし，実際には全国の保健所では人員が削減され，サーベイランスに携わる人員は十分に確保されていなかった。緊急時に対応できる人員の養成と確保も進んでいなかった。これは中央感染症情報センターについても同様である。

また，従来要望されていた医療機関で電子カルテから直接的に発生届が可能となるシステムは整備されていなかった。これには我が国の医療・公衆衛生現場のデジタル化の遅れが影響している。将来に向けて，サーベイランス情報，電子カルテ，レセプト，各自治体が管理する予防接種台帳等が連結可能となるシステムが必要であることは間違いない。しかし，今回のパンデミックの経験を踏まえるなら，目的を明確化しないまますべてを連結してひとつのプラットフォーム上で運用しようとするべきではないだろう。

　感染症のサーベイランスの目的は流行状況を把握し，評価し，介入に接続することである。そのためには，仮に精度の高い定点サーベイランスが実現可能であるなら，必ずしも全例を把握する必要はない。また個々の症例の臨床経過や治療内容について把握することはその目的ではない。別途FF100研究あるいはレジストリ研究を行う必要がある。このように目的に応じて求められる情報の量や性質は異なる。わが国のデジタル化の現状では（そしておそらく世界中の多くの国でも）「通常業務を行っていれば自動的にすべての情報がデータベース化される」ということは不可能であるため，誰かが「目的に応じて新たに入力をする」必要がある。そのため複数の目的をカバーしようとしたり，事前に目的を明確化せずに網羅的なデータベースを構築しようとしたりすると，膨大な情報を入力する作業が現場に課され，持続不可能となる。

　将来に向けた医療・公衆衛生現場の革命的なデジタル化は必須である。しかし，これだけで次世代のサーベイランスが機能するようになるわけではない。同時に目的に応じたサーベイランス及び情報収集システムの設計と人員の養成・確保を進めることが重要である。

参考文献

Endo A *et al.* (2021) "Implication of Backward Contact Tracing in the Presence of Overdispersed Transmission in COVID-19 Outbreaks," *Wellcome Open Res.* 31(5):239.

Furuse Y *et al.* (2020) "Clusters of Coronavirus Disease in Communities, Japan, January-April 2020," *Emerg Infect Dis.* 26(9):2176–2179.

Ninomiya K *et al.* (2022) "Integration of Publicly Available Case-based Data for Real-time Coronavirus Disease 2019 Risk Assessment, Japan," *Western Pacific Surveillance and Response Journal.* 13(1):1-6.

Oshitani H (2022) "COVID Lessons from Japan: The Right Messaging Empowers Citizens," *Nature.* 605(7911):589.

大曲貴夫 (2022)「臨床情報の収集・分析と課題」『医療と社会』32(1): 51-58.

国立感染症研究所 (2020a)「中国武漢市からのチャーター便帰国者について：新型コロナウイルスの検査結果と転帰（第四報：第4，5便について）および第1〜5便帰国者のまとめ（2020年3月25日現在）」『IASR』41:80-82.

国立感染症研究所 (2020b)「現場からの概況：ダイアモンドプリンセス号におけるCOVID-19症例 (2020年2月19日掲載)」<https://www.niid.go.jp/niid/ja/diseases/ka/corona-virus/2019-ncov/2484-idsc/9410-covid-dp-01.html>2022年8月1日アクセス

国立感染症研究所 (2020c)「感染症発生動向調査及び積極的疫学調査により報告された新型コロナウイルス感染症確定症例287例の記述疫学（2020年3月9日現在）」<https://www.niid.go.jp/niid/ja/covid-19/9489-covid19-14-200309.html>2022年8月1日アクセス

国立感染症研究所 (2020d)「感染症発生動向調査及び積極的疫学調査により報告された新型コロナウイルス感染症確定症例516例の記述疫学（2020年3月23日現在）」<https://www.niid.go.jp/niid/ja/covid-19/9533-covid19-14-200323.html>2022年8月1日アクセス

国立感染症研究所感染症疫学センター（2020a)「新型コロナウイルス感染症における積極的疫学調査の結果について（第1回）(2020年6月3日時点：暫定)」『IASR』41:166-169.

国立感染症研究所感染症疫学センター（2020b)「新型コロナウイルス感染症における積極的疫学調査の結果について（第2回）(2020年10月5日時点：暫定)」『IASR』41:220-221.

国立感染症研究所感染症疫学センター実地疫学研究センター（2021)「新型コロナウイルス感染症における積極的疫学調査の結果について（最終報告）」『IASR』42:197-199.

第4章

PMDA での緊急時の診断・治療手段・ワクチン規制の対応

佐藤 大作

厚生労働省医薬・生活衛生局 監視指導・麻薬対策課長

1. はじめに

　独立行政法人医薬品医療機器総合機構（PMDA）の主要な業務は，医薬品，医療機器等の製品の承認審査／相談，市販後の安全対策，医薬品等の使用による健康被害の救済である。PMDAでは，COVID-19関連の診断・治療・予防を目的とした様々な製品の審査を行っていたほか，開発早期より企業・アカデミアからの相談に対応するなど，製品開発にも積極的に対応してきた。筆者が組織運営マネジメント役としてPMDAに在籍していた時期の中で，特に，新型コロナウイルスの感染拡大から2021年の秋までの期間の製品の審査・安全対策等の取り組みを振り返り，通常と異なる環境の中での業務の状況と今後の課題について述べていきたい。

2．新型コロナ対策の始まり

　PMDAの新型コロナ感染症対策は，内的な対応と業務に係る外的な対応がある。2020年1月頃から新型コロナウイルス感染症が広がってきた状況に憂慮し，PMDAにおいても2月18日に「新型コロナウイルス感染症対策本部」（理事長が本部長）を設置した。外国渡航歴のある方の来社や，職員の出張等を取り止めとする内部での対策が始まった。3月に入り，国際的な感染拡大により，予定されていた国際会議も軒並み取り止めとなるなど，新型コロナウイルス対策への危機感が広がり始めた。また，3月の連休を挟んで首都圏の感染者数が急増し，緊急事態宣言の足音が近づいてきた。3月2日からの全国小中高の臨時休校要請が政府から出され，春休みの前から学校の休校措置が各地で実施された。そのことが，特に子育て世代を多く抱えるPMDAの職場での労働環境にも少なからず影響を与え始めていた。

　PMDAでは，4月7日に7都府県に出された緊急事態宣言による政府からの出勤抑制の指示に従い，感染リスクを軽減し，役職員の健康を確保すると同時に，保健衛生当局としても業務機能を維持しなくてはならない。新型コロナウイルス感染症対策の関連製品の申請，相談等に迅速かつ適切に対応し，それらの早期の実用化に貢献することもPMDAに課せられた使命である。

　当時PMDAでは，手洗い，咳エチケットの励行，発熱・咳等の場合の出勤差し控え等の呼びかけ，学校の休校等に配慮した特別有給休暇の付与と業務のテレワークへの移行，フレックスタイム制度のより柔軟な運用による時差出勤・退勤などの基礎的な感染対策を実施した。特別有給休暇シフトの設定やテレワークにより出勤者を抑制し，出勤している職員の執務室内での距離の確保に努めたが，業務のペーパーレス化が進んでいない部門では難易度の高い課題となった。

　第1回の緊急事態宣言を受けての出勤抑制策では，テレワークのアカ

ウント数を当初は職員数に対して十分用意できなかったため，アカウントを2名で1日の前半・後半に分けて使用するという対応を行った。その他のテレワークが割り当てられない職員は，2日出勤して1日休暇とする対応をとった。緊急事態宣言下でのこのような対策は，業務維持計画（Business Maintenance Plan：BMP）と呼ばれた。

　4月以降は，PMDA内外の会議も原則オンラインという形態が一気に進展した。企業との対面助言の面会や外部委員との審査の専門協議など，原則オンラインでの会議に移行した。オンライン化のために，使用されなくなった会議室を執務室の延長として貸し出し，執務室の人口密度の低減も図った。

3.　新型コロナ感染症に対する製品の供給に関する対応

1）治験等への影響

　3月になると，医療機関では，外部からの人の出入りに制限がかかるようになってきていた。製薬企業の収集する副作用報告などでも，医療現場からの情報を収集しにくい状況となった。来院しての診療についても一部困難な状況が発生し始めており，同様に治験の実施にも制約が出始めた。被験者となる患者の来院が困難，治験薬の配布ができないなどの困難事例が製薬企業等からも報告されるようになってきた。そこで，2020年3月27日から，外出自粛や医療機関での感染者対応等で苦慮する医療現場で実施する治験等において，患者が受診できない，治験薬が交付できない等のGCP（Good Clinical Practice：医薬品の臨床試験の実施基準）などの逸脱が懸念される事例に対して，企業や治験実施医療機関向けに，治験薬の配送なども含めて，遠隔での対応も認める等のQ&Aを作成し，PMDAホームページに公開し，適時更新していくこととした[1]。

　また，厚生労働省（厚労省）からの3月19日の通知により，COVID-19関連製品については，「医薬品，医療機器等の品質，有効性及び安全

性の確保等に関する法律」（薬機法）の緊急時の治験届出規定を活用し，初回治験届30日調査のルールを緩和することとなり，治験実施を優先し，事後に治験届出を行うことを可能とした[2]。

　4月以降は，様々な治療薬の候補の話が活発になってきた。治療薬，診断薬などの企業からの相談は3月から増えてきていたが，4月7日から，感染防止の観点から人との接触機会を減らすため，原則，オンライン面談に移行した。また，書面に代えて，メールによる副作用・不具合の報告等受付の体制を整備し始めた。代表者等の印がない企業からの書類でも受け付けし，後日，押印して提出する対応を開始した（2021年4月移行は後日の押印も廃止）。

２）最初の治療薬の審査

　4月13日には，厚労省から新型コロナウイルス感染症に関する製品を優先的に審査等で取り扱う旨の通知が発出された[3]。これにより，製品の審査を通常よりも短い審査期間（特に医療機器は概ね週単位）で優先的に対応することとし，また，新型コロナウイルス関係の開発や治験の相談に，新薬・機器の審査部門で集中的に取り組むこととなった。テレワークの進む製薬企業等との対面助言等の面会も原則オンラインで実施することとした。

　米国で治療薬「レムデシビル」が，2020年5月1日にEUA（Emergency Use Authorization；緊急使用許可）制度で流通することとなった。日本国内でも国民の関心と期待値は上がった。日本でもそれに遅れることなく，アクセスできるようにするべく業務が進められた。日本と同等以上の薬事制度を有する外国で販売・流通されている医薬品等を迅速に承認する特例承認の制度を使って，4日間という短期間で審査し，薬事・食品衛生審議会医薬品第二部会を急遽開催し，5月7日に「レムデシビル」は国内でも承認された。「レムデシビル」は海外で開発された製品であったが，有効性・安全性の根拠となる臨床試験は国際共同治験であり，日本人のデータも含む成績が得られた。もちろん，

申請企業とは相談等を行い，事前に調整を十分に行ってきたとは言え，5月の連休中も，薬事・食品衛生審議会は開催され，担当審査部の職員は，休みを返上して対応した。

3）医療機器分野の対応

　人工呼吸器などの医療機器の審査や，PCRの検査態勢の充実に対応するべく，体外診断用医薬品であるPCR検査キットの審査が進んでいった（表1）。新型コロナウイルス感染症の検査態勢は，2020年1月以降疫学的な行政検査として，国立感染症研究所（感染研）で確立した研究用試薬による検査が海外帰国者に対して実施されてきた。感染研での検査も限界に達し，企業が開発した研究用試薬を感染研で評価し，臨床現場に導入する措置がとられた。健康保険制度においても，研究用試薬に対する保険適用がなされ，薬事承認された体外診断用医薬品のニーズが高まってきた。

　新型コロナウイルスのPCR検査薬の最初の薬事承認は，3月27日であり，審査期間は17日であった。5月までにPCR検査は5品目承認されたが，イムノクロマト法の抗原定性検査キットは，5月13日が最初の承認となった。米国でもほぼ同時期に別の抗原検査製品がEUAを取得している。6月には，厚生労働科学研究において，発症後9日目までは唾液検体で鼻咽頭検体と同等の核酸検査が可能であることが示されたことを踏まえ，感染研マニュアルを改訂し，唾液での検査が可能になっ

表1　新型コロナウイルス関連品目の承認品目数

内訳	承認品目数
治療薬	4件
ワクチン	3件
医療機器	23件
体外診断用医薬品	75件

2021年9月末日現在
出典：PMDA HP（https://www.pmda.go.jp/files/000243665.pdf）

た。これを踏まえ，PCR等の核酸検査の検体種を唾液に拡大する申請が実施され，同日承認することとなった。

人工呼吸器については，不足問題がクローズアップされ，医療現場からのニーズの高い人工呼吸器の安定的な供給を目指し，安定的に多くの市場供給量が見込める製品の製造販売企業と対応方針や申請に向けた相談を3月以降実施することとなった。欠品が見込まれる呼吸回路等の呼吸器関連製品の対応についても，厚生労働省と連携し対応していた。

同時に人工呼吸器の確保のため，PMDAにおいても，自動車・電機等の医療機器関連企業以外の製造業者との連携により，国内で人工呼吸器の増産を検討している企業を含め，複数企業から相談を受け，各種薬事手続きに関する相談に応じることとなった。動物用人工呼吸器や麻酔器の転用についても触れられており，この時点での人工呼吸器不足の深刻さを物語っていた。

人工呼吸器等の製品に関して優先的な審査をする事務連絡[4]が4月13日に発出され，当該事務連絡に基づく優先審査対象製品を4月24日に最初に承認した。これらの申請・承認の活動が5月頃から目白押しとなってきた。審査期間も数日で承認するものもあり，迅速かつ優先の審査体制を敷いていた。

4）新型コロナウイルスワクチンの審査

ワクチンに関しては，ファイザー社の「コロナウイルス修飾ウリジンRNAワクチン（SARS-CoV-2）」の製造販売承認申請が2020年12月になされた。このワクチンは，2021年2月14日に承認され，その後国内に供給され，医療関係者から順次接種されることとなった。米国では2020年12月11日にEUA制度で流通が可能となっていた。ほぼ同時期にEUでも，2020年12月21日に条件付承認がなされた。日本国内で特例承認を与える前提となる外国の主要国の販売・許可を満たしたことになる。

それに先立つこと同年7月28日にはファイザー社のワクチンの臨床

第Ⅲ相試験の中間解析結果（発症予防効果91.2％）が明らかとなり，7月31日には，厚労省が6,000万人分の供給を受けることで米ファイザー社との合意に達したと発表した（契約は2021年1月20日）。同様に8月5日にはモデルナ社も臨床第Ⅲ相試験の中間解析結果で発症予防効果(93.1％)を公表した。ワクチンの供給に対する国民の期待が高まっていった。一方，PMDAは，国際的な取り組みの節で紹介するワクチン評価の考え方を2020年9月2日に公表し，それに沿って，国内での治験計画などの開発における企業への指導・相談を行ってきた。

　また，mRNAワクチンという新しいモダリティーのワクチンに対する不安もあり，予防接種法及び検疫法の一部を改正する法律案に対する国会審議の中で，次のような附帯決議がなされた（衆議院2020年11月18日，参議院12月1日）。健康な人に接種するワクチンであり，有効性や安全性の確認には万全を期すべき慎重論の方が世間でも主流であったと言える時期である。

【衆議院附帯決議】

三　新しい技術を活用した新型コロナウイルスワクチンの審査に当たっては，その使用実績が乏しく，安全性及び有効性等についての情報量に制約があることから，国内外の治験結果を踏まえ，慎重に行うこと。

【参議院附帯決議】

二　新しい技術を活用した新型コロナウイルスワクチンの承認審査に当たっては，その使用実績が乏しく，安全性及び有効性等についての情報量に制約があることから，国内外の治験結果等を踏まえ，慎重に行うこと。

　ファイザー社の「コロナウイルス修飾ウリジンRNAワクチン(SARS-CoV-2)」では，プラセボ対照の海外第Ⅲ相試験（約44,000例）に加え，免疫原性を評価する国内第Ⅰ/Ⅱ相試験（160例）が実施され，

特例承認の審査の中で評価された。これらのデータは，実質的に通常審査に近い審査を行うことで対応したため，治療薬「レムデシビル」よりも時間を要している。その後５月に承認された外国産ワクチン２種類の承認審査に当たっても，同様の審査の対応を行っている。

ワクチン部門での申請予定状況を踏まえ，承認が近くなるところでのワークロードを予測して，2021年当初から，他部門からワクチン部門に人材を補充する人事異動を実施し，人員の増強を図った。また，2021年年明けからの第３波の緊急事態宣言による出社抑制期間とも重なったが，PMDA内のテレワークのキャパシティも2021年２月からは，1,300人のスタッフのうち，1,000人が同時にテレワークを利用できるところまで拡充して対応した。

その後，ワクチン供給に関しては，接種率を早期に上げるべきという議論の中で，表２にも示すように，２～５ヵ月の外国の承認時期と国内承認のタイムラグが問題視された。外国産ワクチンで，国内での追加臨床試験が必要だったのか，という意見も聞こえ，同時に，国産医薬品も念頭に，外国での販売許可がない医薬品等でも有事に緊急に承認ができる法的な規定が必要ではないかという問題意識の下に，閣議決定において，以下の課題が医薬品審査当局には課せられていった。2021年12月現在，厚生労働省の厚生科学審議会医薬品医療機器制度部会で，米国の緊急販売許可制度を参考に，例えば国内臨床試験成績がなくても，日本人での有効性が推定できる臨床試験等の情報が収集された場合に，期限と条件を付して，日本語表示のラベルや国家検定等の免除の特例措置を講じて承認できる制度を創設するべく検討を行っている[注1]。

○経済財政運営と改革の基本方針2021（令和３年６月18日閣議決定）
　平時からの開発支援を含め治療薬やワクチンについて安全性や有効

注1）感染症拡大時などに医薬品等に対して「緊急承認」できる規定を追加する改正薬機法は，国会で令和４年５月13日に成立し，５月20日（公布日）に緊急承認制度（令和４年法律第47号）が施行された。

新型コロナウイルスワクチン・治療薬に係る特例承認における海外許可可との時期の比較

	品目	海外		特例承認日（申請日）	欧米の許認可可日との差	日本
		許可可日	評価したデータ			評価したデータ
ワクチン	コミナティ筋注（ファイザー）	米：2020.12.11（EUA）EU：2020.12.2（条件付承認）	第Ⅲ相試験（約44,000例）	2021.2.14（2020.12.18）	約2ヶ月	○海外第Ⅲ相試験（約44,000例）○国内第Ⅰ/Ⅱ相試験（160例）
	COVID-19ワクチンモデルナ筋注（武田）	米：2020.12.18（EUA）EU：2021.1.6（条件付承認）	第Ⅲ相試験（約30,000例）	2021.5.21（2021.3.5）	約5ヶ月	○海外第Ⅲ相試験（約30,000例）○国内第Ⅰ/Ⅱ相試験（200例）
	バキスゼブリア筋注（アストラゼネカ）	米：-　EU：2021.1.29（条件付承認）	第Ⅲ相試験（約24,000例）	2021.5.21（2021.2.5）	約4ヶ月	○海外第Ⅲ相試験（約24,000例）○国内第Ⅰ/Ⅱ相試験（256例）
治療薬（点滴静注）	レムデシビル（ギリアド・サイエンシズ）	米：2020.5.1（EUA）EU：2020.7.3（条件付承認）	第Ⅲ相試験の速報値（日本を含む）（1,063例）	2020.5.7（2020.5.4）	約1週間	○国際共同第Ⅲ相試験の速報値（日本を含む）（1,063例）
	ロナプリーブ（中外製薬）	米：2020.11.21（EUA）EU：2021.11.12	第Ⅰ/Ⅱ/Ⅲ相試験のⅠ/Ⅱ相パート（799例）※EUは、承認に当たって第Ⅲ相まで評価	2021.7.19（2021.6.29）	約8ヶ月	○海外第Ⅰ/Ⅱ/Ⅲ相試験の速報値（5,607例）○国内第Ⅰ相試験（22例）
	ソトロビマブ（グラクソ・スミスクライン）	米：2021.5.26（EUA）EU：-	第Ⅲ相試験の速報値（1,057例）	2021.9.27（2021.9.6）	約4ヶ月	○海外第Ⅲ相試験（1,057例）

※名称については、一般名または販売名のうち一般に普及していると思われる名称で記載

出典：厚生労働省HP（https://www.mhlw.go.jp/content/11121000/000856077.pdf）

表2　新型コロナウイルスワクチン・治療薬の承認状況

性を適切に評価しつつ，より早期の実用化を可能とするための仕組み，ワクチンの接種体制の確保など，感染症有事に備える取組について，より実効性のある対策を講じることができるよう法的措置を速やかに検討する。あわせて，行政の体制強化に取り組む。緊急時の薬事承認の在り方について検討する。

5）新型コロナウイルスワクチン戦略相談

新型コロナウイルスワクチンの審査を進めるのと並行して，新型コロナウイルスワクチンが早期に臨床試験に入るために，必要な試験・治験計画策定や，開発計画等に関する助言を行うスキームも2020年10月から開始した。この相談スキームは，新型コロナウイルスワクチンの開発を行う，または検討している大学・研究機関，または企業を対象に無料で実施する戦略相談であり，開発の早期化を支援した。新型コロナウイルスワクチンの早期実用化に向けた研究開発を推進する目的で国立研究開発法人日本医療研究開発機構（AMED）からの直接支援をいただいた。通常PMDAが開発企業や大学・ベンチャー等に提供する治験計画などの相談等は有料であり，大学・ベンチャー等に提供するRS戦略相談でも国からの補助をいただきつつ，相談手数料の1割の15万円程度を支払っていただいているが，それと同等の臨床試験導入までの相談を無料で提供している。このAMEDの補助による戦略相談は，AMEDから支援を受けて行う事業としてPMDAでは初めての試みとなった。2021年9月までの利用件数の実績は200件であった（表3）。

表3　新型コロナウイルスワクチン戦略相談利用件数

	令和2（2020）年度 （10月1日～）	令和3（2021）年度 （9月末まで）	合計
新型コロナウイルスワクチン相談実施件数	112	88	200

6）その他治療薬の審査

　最後に，アビガン錠200mgの審査についても触れる。アビガン錠200mgは，元々の適応は，インフルエンザウイルス感染症の治療薬だが，新型コロナウイルス感染症に対して，国内で実施された治験結果に基づき，2020年10月16日に製造販売承認申請がなされた。先立つこと，2020年5月4日，当時の首相が記者会見で，「一般のウイルス感染症の第一波の時期から，治験とは別に観察研究としての臨床研究枠組みの中で実地医療の中で適応外使用がされてきた。企業治験とは違う形の承認の道もあり，おそらくそうなるとも言われている」と述べた[5]。また，厚労省も5月12日に事務連絡を発出し，治験によらないデータでも新型コロナウイルス治療薬の承認申請で使用できる可能性があることを示した[6]。そこでは，「厚生労働科学研究費補助金等の公的な研究事業により実施される研究の成果で，医薬品等の一定の有効性及び安全性が確認されている場合には，「医薬品，医療機器等の品質，有効性及び安全性の確保等に関する法律施行規則」（昭和36年厚生省令第1号）第40条第2項，第114条の19第2項及び第137条の23第2項において臨床試験等の試験成績に関する資料を提出しない合理的理由に該当する可能性があること」と記載されている。

　実際の審査の内容について，審査報告書や議事録はまだ公開されていないが，2021年12月21日の薬事・食品衛生審議会医薬品第二部会では，「単盲検試験」で実施されたことによる影響の評価，主要評価項目以外も含めた各評価項目における結果の臨床的意義が論点となり，企業から追加のデータが提出されれば，当該データに関する審査をPMDAで行い，改めて薬事・食品衛生審議会で審議する予定という結論で継続審議となった[7][注2]。

　緊急事態下であっても，医薬品・医療機器等の評価は，あくまで科学

注2）富士フイルム富山化学は，令和4年10月14日，アビガン錠について新型コロナウイルス感染症を対象とした開発中止を発表。

的な議論の上に成り立つことを筆者としても期待している。

4．国際的な取り組み

　各国規制当局の長官級が戦略的調整や指導的役割を担って活動する薬事規制当局国際連携組織（International Coalition of Medicines Regulatory Authorities：ICMRA）がある。ICMRAには日米EUのみならず，東アジア，中東，南米等を含む28ヵ国が参加している。ICMRAが，コロナ禍の医薬品開発でも大きな役割を果たすようになっており，PMDAとしても，ICMRAを軸にワクチンや治療薬の評価方法に関して，製品の審査に先立って国際的な水準での議論を行ってきた。ICMRAでは，副議長及びCOVID-19治療薬開発に関する世界規制当局作業グループの共同議長として，COVID-19に関するICMRA共同声明及び臨床試験に関するICMRA共同声明の策定等の活動に貢献してきた[8]。

　流行開始当初は，疾患について未知の部分が多くエビデンスが乏しかったが，一方で治療薬・ワクチン開発においても十分なエビデンスが得られるまで待つ時間的猶予がない状況であった。WHOとも連携し，COVID-19に対峙する旨を宣言し，入手可能なデータに基づき，有効性評価のエンドポイントの考え方など，困難な状況での薬事承認に必要な要件を国際的に合意し，公表することができた。

　ICMRAでの議論を基に，我が国で接種されるワクチンの有効性及び安全性を担保すると共に，ワクチンの早期開発を進めるため，臨床試験の開始や，承認申請の際に必要となる非臨床試験，臨床試験の評価の考え方をまとめ，PMDAから2020年9月2日に初版を発出した[9]。その後，今般の社会情勢や新型コロナウイルス（SARS-CoV-2）ワクチン開発における最新の知見を踏まえ，初版を補完する補遺を作成し，これまでに補遺1，補遺2，補遺3を発出した。

① 令和3年4月5日　補遺1_変異株に対するワクチンの評価について

　国内外で承認または緊急使用許可等を取得した新型コロナウイルス（SARS-CoV-2）ワクチンの開発企業によって既存のワクチンを改良し，変異株ワクチンを開発することが表明されたこと等を踏まえ，これまでの知見や変異株ワクチンの開発に関する海外のガイダンス等に基づいて検討し，我が国での変異株ワクチンの有効性及び安全性の評価に関する考え方を示した[10]。

② 令和3年6月11日　補遺2_プラセボ対照試験の被験者等に対する倫理的配慮について

　我が国での公的接種プログラムが開始され，今後新型コロナウイルス（SARS-CoV-2）ワクチンが国民に普及していくことを考慮し，すでに実施されている，または今後実施される新型コロナウイルス（SARS-CoV-2）ワクチン開発に係る臨床試験において，プラセボ群を設定する際等の倫理的配慮について示した[11]。

③ 令和3年10月22日　補遺3_免疫原性に基づく新型コロナウイルスワクチンの評価の考え方

　公的ワクチン接種プログラムが世界各地で進捗し，倫理性の観点から，プラセボ対照試験で臨床的イベント（発症等）に基づくワクチンの予防効果を治験で確認することは困難となりつつあることを踏まえ，ICMRAのコンセンサスに基づき，新たに開発される新型コロナウイルス（SARS-CoV-2）ワクチンを初回免疫に用いる際，免疫原性に基づき有効性を評価するための検証的臨床試験のデザイン等を示した[12]。

　さらに，2021年6月24日のICMRAで，免疫原性の指標を活用することについて当局間でコンセンサスを得て，2021年10月には新たに開発される新型コロナウイルス（SARS-CoV-2）ワクチンを初回免疫に用いる際，免疫原性に基づき有効性を評価するための検証的臨床試験のデザインを示すこととなった（図1）。

免疫原性に基づく新型コロナウイルスワクチンの評価の考え方

新型コロナウイルス（SARS-CoV-2）ワクチンの評価に関する考え方（補遺3）

背景
- 公的ワクチン接種プログラムが世界各地で進捗。倫理性の観点から，プラセボ対照試験で臨床的イベント（発症等）に基づくワクチンの予防効果を治験で確認することは困難となった。
- 2021年6月24日のICMRA（薬事規制当局国際連携組織）WSで，上記の場合は免疫原性の指標を活用することについて当局間でコンセンサス。

➡ ICMRAのコンセンサスに基づき，新たに開発される新型コロナウイルスワクチンを初回免疫に用いる際，免疫原性に基づき有効性を評価するための検証的臨床試験のデザイン等を示す

検証的臨床試験のデザインの要点

① 対照薬

可能な限り同一モダリティ※1の実用化済みの新型コロナウイルスワクチン

② 試験デザイン

基本的にランダム化二重盲検試験で優越性又は非劣性を検証（対照薬の有効性の高さにより判断）

③－1 主要評価項目

それぞれのワクチンの起源株に対する中和抗体価，中和抗体陽転率※2

③－2 副次評価項目

変異株に対する中和抗体価，臨床的イベント※3の発生状況の継続的な確認

④ 非劣性マージン

中和抗体価のGMT比で0.67，中和抗体陽転率で-10%

⑤ 症例数

安全性評価のために少なくとも3,000例の被験薬投与者。ただし免疫原性の評価対象例数は，統計学的な検討に基づきその一部でよい

免疫原性に基づく有効性評価を補足するため，製造販売後に臨床的なイベントに基づくワクチンの有効性を評価するための調査等を行う必要がある。

※1 例えばmRNAワクチン同士など，同じ素材，作用機序のもの
※2 中和抗体価の非劣性試験を実施する場合
※3 発症，重症化等の感染症に感染した際に生じる事象

出典：PMDA HP（https://www.pmda.go.jp/files/000243665.pdf）

図1　新型コロナウイルスワクチン評価の考え方

　また，外国の協力関係にある規制当局に対しても，体外診断用医薬品や医療機器の開発，承認状況や課題，さらに関連製品の状況等について，リアルタイムの情報交換を実施してきた。理事長ステートメント(英文)として，COVID-19流行下におけるPMDAの対応，考え方をHP掲載すると共に，海外に英語で情報配信し，新型コロナウイルス感染症または関連する症状を対象とした製品の承認情報をHP掲載した。審査概要の掲載等について海外に英語で配信するように努めてきた。

5．立ち入り調査

　新型コロナウイルス感染症の治療，予防，診断をするための医薬品・医療機器の承認審査について迅速に対応した状況については，前節までで解説したところである。この承認審査を支える業務として，通常，GLP，GCP，GMP/QMSの適合性確認のための医療機関，製造所などの施設への立ち入り調査がある。これらは，承認審査と並行して実施され，承認のための要件となっている。製薬企業等が新型コロナウイルス対策の影響で医療機関等への立ち入りが困難になり，臨床試験の実施に支障が出た状況について紹介した。同時に，緊急事態宣言等で，海外との往来が不可能になることのみならず，他府県間との移動も困難になったことで，2020年4月以降，承認審査の際などにPMDAが実施する立入り調査業務（GLP，GCP，GMP/QMS）がまず影響を受けた。まずは，緊急事態宣言等を受け，GMP調査及びQMS調査における実地調査は延期し，必要に応じ書面調査に切替えた。国内の実地調査の停止は，2020年3月28日から6月17日まで続いた。しかし，実地に行かないと見られないことも多い。第1回の宣言の解除を受け，感染防止対策に留意しつつ，国内の実地調査は再開したが，海外立ち入り調査は，2020年3月7日以降～2021年12月現在まで実地調査は実質行うことができない状況が続いている。

　GCP，GLP調査についても，新型コロナウイルス感染症に関連する申請品目の調査を優先的かつ迅速に実施してきたが，適合性書面調査及びGCP実地調査について，適合性調査は法令上省略できないため，実地調査自粛の影響が審査業務に及ばないよう，2020年5月12日にリモート調査を試行的に導入した[13]。GCP調査も海外施設に関するものは，今日まで引き続きリモートで行わざるを得ないが，2020年9月末現在で，150件の調査をリモートで行うに至った。緊急事態宣言解除を受け，国内は感染防止対策を講じたうえで，6月から実地調査を再開，

GLP調査については，7月から感染防止対策を講じたうえで自粛していた調査を再開した。

それ以降，2020年8月31日に発出された調査実施要領通知（医薬品審査管理課長）及び調査手続き通知（PMDA理事長通知）では，平時においてもリモート調査を実施できるよう明文化した[14,15]。今後，全調査をリモート調査として実施することは想定していないが，現地に赴かずに調査を完了する長所を活かし，新たな日常として，リモート調査と実地調査を併用した実施方法について検討をしていくこととなる。

6. 新型コロナウイルスワクチンの副反応疑い報告

最初の新型コロナウイルスワクチンが承認された2021年2月14日の翌日から，予防接種法と薬機法での副反応疑い報告を受ける立場としてのPMDAの業務が始まった（図2）。これまで，予防接種の副反応疑い報告で，多数の報告を受けることになった経験は，H1N1カリフォルニア2009インフルエンザHAワクチンの接種を行ったとき以来である。インフルエンザワクチンと異なり，新型コロナウイルスワクチンでは，目標として国民の大多数が2回接種を受けることになるため，それに伴う副反応疑い報告も大量に医療機関から報告されることが予想された。

過去の予防接種での副反応の報告頻度は，2009年のH1N1インフルエンザワクチンが最も高く，0.01％のオーダーであった。今回の新型コロナウイルスワクチンでは，先行する諸外国での報告状況や臨床試験での有害事象の報告頻度から，ワンオーダー高い副反応報告頻度が予想された。

また，副反応疑い報告は，歴史的に医療機関からファックスで送られてくるものが大多数であったが，現在の電子化・ペーパーレスの時代にファックスでの報告は時代遅れ，という指摘を受ける。このため，当初予算で稼働する予定だったオンラインのwebベースでの報告サイトも

前倒しして立ち上げ，4月1日から稼働させた。

　大量の報告を受領して，データを整理して，コード化し，電子的なシステムに搭載する業務が発生する。この業務を行うために，厚労省から急遽支援をいただき，報告受領受付のための派遣社員の人員を集め，PMDA内の会議室を丸ごと潰して，常駐の報告処理部隊を編成した。常に100人から200人の人員が土日もかかわらず，常駐することになった。

　厚労省の予防接種部会合同部会で概ね2週に1回のペースで，副反応

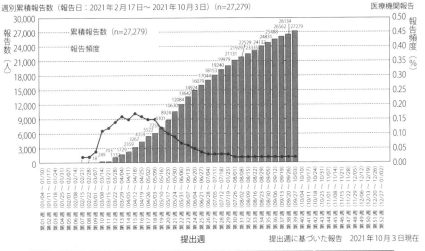

出典：PMDA HP（https://www.pmda.go.jp/files/000243665.pdf）

図2　新型コロナウイルスワクチン副反応疑い報告の状況

疑い報告の評価が行われるため，大量の報告データの集計や報告医療機関への追加情報の照会などに追われていた。副反応報告頻度については，医療関係者や高齢者を接種対象としていた時期は，0.1％を超えた週もあるが，その後は収束し，0.01～0.05％の間で推移している。また，接種開始時点で，世界的にも接種後のアナフィラキシーの発症が注目され，特に日本では，医療関係者を中心に接種していた期間の報告頻度が高い状況にあった[16]。その後は，ワクチン接種後の死亡例の報告が蓄積されていることが取り上げられるが，厚労省の審議会には，情報不足のため，因果関係不明のものとして紹介されているものが多い。それらの接種との因果関係を評価するに足る情報をタイムリーに現場から収集していくことが課題だと考えている。

表4　令和2（2020）年度の承認審査のパフォーマンス（抜粋）

目　標	指　標	令和2（2020）年度				令和元（2019）年度
		実績値	達成度	全体件数	うち達成件数	達成度
新医薬品（優先品目）の総審査期間	80％タイルで9ヵ月	9.0ヵ月	99.4％	39	31	118.8％
新医薬品（通常品目）の総審査期間	80％タイルで12ヵ月	11.9ヵ月	116.1％	84	78	119.1％
ジェネリック医薬品等（バイオ医薬品を除く）の新規申請の行政側審査期間	55％タイルで10ヵ月（注）（参考）令和元年度：50％令和5年度：70％	7.0ヵ月	171.8％	546	516	183.0％

出典：令和2年度PMDA業務実績自己評価
（https://www.pmda.go.jp/files/000241456.pdf）

7．2020年度のPMDAの業務実績

　新型コロナウイルス感染症対策としての緊急事態宣言時の様々な業務上の制限などが，審査等のPMDA業務に与えた影響については，以下のようである。

　審査業務においては，新医薬品の優先審査品目で総審査期間の目標達成度が若干低下したが，新型コロナ対応製品の審査等も行いつつ，職員の頑張りにより，全体的には，新型コロナの出勤抑制，オンライン会議，リモート調査等による影響をあまり受けずに，通年通りのパフォーマンスを維持しながら，2020年度を乗り切ることができた（表4）。

　一方，副作用被害救済業務は，文書の提出などで請求者に対する配慮などを行ったが，新型コロナウイルス感染防止のためのPMDA内の措置による影響を受け，請求から支給・不支給決定までの事務処理期間の定量的指標の目標値が60％以上のところ，通年の実績としては55％と目標不達の結果となった。これはテレワーク等の対応が審査部門に比べて救済部門で遅れた影響や救済の判定を行う厚労省の審議会の開催頻度低下等の課題も原因としては考えられる[17]。

　今後の業務実施体制として，企業相談や会議，実地調査等を再び100％対面に戻すことは困難だと思われる。提出資料の押印の廃止やオンラインでの申請・届け出書類の提出も進んでいるが，PMDAのカウンターパートである製薬企業等のテレワーク実施が相当程度定着している状況でもあり，ポストコロナを見据える中で，業務の在り方も見直していくことになるだろう。

参考文献

1）PMDA（2020）「新型コロナウイルス感染症の影響下での医薬品，医療機器及び再生医療等製品の治験実施に係るQ&Aについて」2020年3月27日 < https://www.pmda.go.jp/files/000235164.pdf > 2021年12月27日ア

クセス

2）厚生労働省（2020）「『新型コロナウイルス感染症に係る治験の計画の届出等に関する取扱いについて』医薬品審査管理課・医療機器審査管理課事務連絡」2020年3月19日 < https://www.pmda.go.jp/files/000234901.pdf > 2021年12月27日アクセス

3）厚生労働省（2020）「『新型コロナウイルス感染症の発生に伴う当面の医薬品，医療機器，体外診断用医薬品及び再生医療等製品の承認審査に関する取扱いについて』医薬品審査管理課・医療機器審査管理課事務連絡」2020年4月13日 < https://www.pmda.go.jp/files/000234904.pdf > 2021年12月27日アクセス

4）厚生労働省（2020）「『新型コロナウイルス感染症に係る人工呼吸器等の医療機器の承認審査等に関する取扱いについて』医療機器審査管理課・監視指導・麻薬対策課事務連絡」2020年4月13日 < https://www.pmda.go.jp/files/000234905.pdf > 2021年12月27日アクセス

5）朝日新聞（2021）「コロナ薬候補，アビガンの今『承認めざす』発言1年」2021年5月6日 < https://www.asahi.com/articles/ASP54758SP4RULZU00J.html > 2021年12月27日アクセス

6）厚生労働省（2020）「『新型コロナウイルス感染症に対する医薬品等の承認審査上の取扱いについて』医薬品審査管理課・医療機器審査管理課事務連絡」2020年5月12日 < https://www.mhlw.go.jp/hourei/doc/tsuchi/T200513I0030.pdf > 2021年12月27日アクセス

7）厚生労働省（2020）「薬事・食品衛生審議会医薬品第二部会におけるアビガン錠200mgの審議の概要について」2020年12月21日 < https://www.mhlw.go.jp/content/11121000/000719118.pdf > 2021年12月27日アクセス

8）PMDA（2020）「COVID-19に関するICMRA共同声明」2020年4月28日 < https://www.pmda.go.jp/int-activities/int-harmony/icmra/0008.html > 2021年12月27日アクセス

9）PMDA，医薬品医療機器総合機構ワクチン等審査部（2020）「新型コロナウイルス（SARS-CoV-2）ワクチンの評価に関する考え方」2020年9月2日 < https://www.pmda.go.jp/files/000236327.pdf > 2021年12月27日アクセス

10）PMDA，医薬品医療機器総合機構ワクチン等審査部（2021）「新型コロナウ

イルス（SARS-CoV-2）ワクチンの評価に関する考え方（補遺 1）変異株に対するワクチンの評価について」2021 年 4 月 5 日＜ https://www.pmda.go.jp/files/000240283.pdf ＞ 2021 年 12 月 27 日アクセス

11）PMDA, 医薬品医療機器総合機構ワクチン等審査部（2021）「新型コロナウイルス（SARS-CoV-2）ワクチンの評価に関する考え方（補遺 2）プラセボ対照試験の被験者等に対する倫理的配慮について」2021 年 6 月 11 日＜ https://www.pmda.go.jp/files/000241066.pdf ＞ 2021 年 12 月 27 日アクセス

12）PMDA, 医薬品医療機器総合機構ワクチン等審査部（2021）「新型コロナウイルス（SARS-CoV-2）ワクチンの評価に関する考え方（補遺 3）免疫原性に基づく新型コロナウイルスワクチンの評価の考え方」2021 年 10 月 22 日＜ https://www.pmda.go.jp/files/000243339.pdf ＞ 2021 年 12 月 27 日アクセス

13）厚生労働省（2020）「『新型コロナウイルス感染症の発生に伴う当面の適合性書面調査及び GCP 実地調査の実施要領に関する取扱いについて』医薬品審査管理課・医療機器審査管理課事務連絡」2020 年 5 月 12 日＜ https://www.pmda.go.jp/files/000235011.pdf ＞ 2021 年 12 月 27 日アクセス

14）厚生労働省, 医薬品審査管理課長（2020）「新医薬品の承認申請資料適合性書面調査, 医薬品の GCP 実地調査及び医薬品の GPSP 実地調査等に係る実施要領について」2020 年 8 月 31 日＜ https://www.pmda.go.jp/files/000236362.pdf ＞ 2021 年 12 月 27 日アクセス

15）PMDA（2020）「『医薬品の承認申請資料に係る適合性書面調査及び GCP 実地調査の実施手続き並びに医薬品の中間評価, 再審査及び再評価申請資料の適合性書面調査及び GPSP 実地調査の実施手続きについて』PMDA 理事長通知」2020 年 8 月 31 日＜ https://www.pmda.go.jp/files/000236363.pdf ＞ 2021 年 12 月 27 日アクセス

16）Iguchi T, Umeda H, Kojima M, Kanno Y, Tanaka Y,Kinoshita N, Sato D（2021）"Cumulative Adverse Event Reporting of Anaphylaxis After mRNAC COVID-19 Vaccine（Pizer-BioNTech）Injections in Japan: The First-Month Report," *Drug Safety*. 44：1209-1214. ＜ https://doi.org/10.1007/s40264.021-01104-9 ＞ 2021 年 12 月 27 日アクセス

17）PMDA（2021）「令和 2 年度の業務実績の自己評価について」＜ https://www.pmda.go.jp/files/000241456.pdf ＞ 2021 年 12 月 27 日アクセス

第5章

臨床情報の収集・分析と課題

大曲 貴夫

国立国際医療研究センター 理事長特任補佐／国際感染症センター長／
AMR 臨床リファレンスセンター長

1. 新興感染症発生時の臨床情報と検体収集が
何故必要か

　感染症発生時には疫学的・臨床的対応の観点から臨床情報の収集が必要である。英国の the first few hundred（FF100）研究では，新型インフルエンザ患者の最初の数百例の臨床情報を集めて取りまとめることで，その後の対応に役立てた（McLean *et al.*, 2010）。武漢からの99例報告は新型コロナウイルス感染症（COVID-19）の臨床像を伝えた初期のまとまった報告であり，世界中の多くの論文で引用された（Chen *et al.*, 2020）。これらの事実は，新興感染症発生早期の臨床情報が極めて貴重であり，世界中で速やかに共有されるべきことを示している。

　しかし新型コロナウイルス感染症の流行初期には，日本においてはこ

のような臨床情報の迅速な収集と共有がうまくいかなかった。また日本には患者からの検体を系統的に採集し研究機関や企業に提供する体制が整えられていなかったため，提供に遅れが生じた。これらは日本での新型コロナウイルス感染症対応における公衆衛生対策，臨床上の対応，そして研究開発の観点で大きな足枷となった。厚生労働省の感染症部会では臨床情報が集まらないことに対する批判が起こった。またメディアも日本の研究能力の低さを大いに批判した。

　本項ではこの点についての事実の確認と，行われた改善策，そして今後の展望について述べる。

2．日本での新興感染症発生時の臨床情報・検体収集の課題

1）感染症指定医療機関の研究機能は脆弱である

　筆者は，このような事態に対応できるような支援が医療機関に対して行われてこなかったと考えている。新型コロナウイルス感染症の流行初期に，日本の医療機関は武漢帰国ミッション事案，ダイアモンドプリンセスのクラスター対応などの災害対応に近い臨床対応を行ってきた。これらの中心となったのは感染症指定医療機関である。日本では感染症法に基づいて感染症指定医療機関の整備はなされてきた。しかし感染症指定医療機関の多くは市中病院である。大学病院などの研究機関のような研究機能は備えていない。研究をする力は脆弱である。このような指定医療機関から，しかも有事で臨床対応にその対応能力のほぼ全てをとられている状況で，臨床情報や検体を収集していくことは極めて困難である。日本ではこれまでにその体制整備のための支援も全くと言っていいほどなされてこなかった。これは，これまでの感染症指定医療機関は患者の臨床対応や隔離がその主な業務であり，患者対応の最前線である感染症指定医療機関で同時に研究を行うことは機能として想定されていなかったことが背景にある。

2）新興感染症の臨床対応をする場と，研究機関とのミスマッチ

　もう一つの問題として，新興感染症の臨床対応をする場と，研究機関とのミスマッチがある。日本の体制では，新興感染症を最初に診るのは前述のように感染症指定医療機関である。しかし感染症指定医療機関には大学病院などの特定機能病院は少ない。これまでの感染症指定医療機関の整備は，臨床対応機能の充実が中心であった。もちろんこれは重要であり，実際にダイアモンドプリンセス号対応における重症患者の対応を無事こなしたことによって，一定の効果は示した。現実に患者がいて，患者の臨床情報と検体があるのは，感染症指定医療機関である。しかし感染症指定医療機関の研究能力は限られている。大学病院などの研究機能を有する医療機関で，新興感染症の発生早期からその診療に当たるところは少ない。ここに患者の診療の場と，研究の場とのミスマッチが生じている。

　筆者は国立国際医療研究センターで新型コロナウイルス感染症に対する臨床と研究開発の双方に従事した。そこで臨床の関係者・臨床研究を行う研究者・基礎研究者・企業との密な連携により，臨床から基礎そして研究開発まで途切れのない流れを作ることで研究開発が迅速に進むことを実感した。新型コロナウイルス感染症の流行以降，感染症領域では医療現場の研究開発の体制が弱いことが指摘され，主にワクチン関連の基礎的研究開発に国の財源が割かれている。一方で臨床の現場における研究機能の充実の必要性についてはほとんど議論がなされない。新たな感染症の発生時には，臨床情報と検体の採取の場である医療の現場に近いほど研究が円滑に進む。こうした極めて単純かつ根本的なことを重々理解し，体制を作る必要がある。

　実効性のある感染症関連の研究開発を国ぐるみで進めるのであれば，このような現場からの取り組みが必須である。マスメディアはそんな日本の研究体制の弱さを糾弾し，臨床情報や検体を提供できない感染症指定医療機関を糾弾した。筆者はこのような歴史的な経緯を丁寧に事実として提示したうえで，そして何が今後の対策として必要とされているか

について具体的に検討いただきたいと強く思っている。

　創薬にも，ワクチン開発にも，検査機器開発にもゲノム情報や患者の検体が必要である。このような研究開発の迅速な遂行には検体収集は必須である。日本は，このような状況で検体を採取し速やかに研究に活かす体制が整えられていなかった。感染症法に基づいて患者から検体は収集されるが，その検体が研究開発には直接活かされる体制にはなっていない。国立国際医療研究センターでは感染の発生早期から患者の検体を同意を得て前向きに収集し，この検体を用いて研究者が病態解明および微生物学的検討の観点から研究を行った。またワクチンの開発に関わる国内企業が患者由来の検体の収集に苦労しているために，企業からの依頼を受けて共同研究の形で検体を提供した。これはアカデミアの仕事として当然であったと考えているが，今後は，このような研究開発を促進する体制の構築が必要である。

3．新型コロナウイルス感染症対策として行われた臨床情報と検体の収集

　前記のような恵まれない環境にあっても，日本では臨床情報および検体を提供すべく様々な取り組みがなされた。以下にその例を提示する。

1）日本感染症学会による症例報告の提供
　新興感染症の発生早期には，臨床情報を速やかに収集公開することが必要である。これらの情報は公衆衛生対策の立案上，そして医療機関での臨床対応上極めて有用である。日本感染症学会では2020年の2月より，会員から新型コロナウイルス感染症の症例報告を募り，ウェブサイト上に症例報告をいち早く提示した（日本感染症学会，2022）。患者情報の医療機関からの提示は医療機関にとってリスクを伴う。このような報告により，どの医療機関で新型コロナウイルス感染症の診療が行われているかが明らかになるが，日本の社会ではそのような医療機関に対し

て差別を行うからである。具体的には病院で感染症が蔓延しているなど
の噂を流される，その医療機関に勤務する医療従事者が子息を保育園に
預ける際に差別的な扱いを受けるということも経験した。このようなこ
とを経験すると，医療機関も医療従事者も自施設で新型コロナウイルス
感染症の診療を行っていることを隠そうとする。このような医療機関や
医療従事者に対する差別的な言動は，他の国ではあまり見かけられない
光景なのだと聞いている。こうした社会的な対応が，患者の臨床情報と
いう社会的に極めて必要な情報の共有にも障壁となっている。

2) COVID-19 REGISTRY JAPAN

　国立国際医療研究センターは，全国の新型コロナウイルス感染症と診
断された患者の特徴や経過，薬剤投与後の経過など明らかにすることを
目的とした観察研究（レジストリ）を厚生労働科学研究の一環として開
始した（国立国際医療研究センター，2020）。このモデルとなったのは
先述のFF100研究である。このレジストリ研究のプロトタイプは厚生
労働科学研究費研究　中東呼吸器症候群（MERS）等の新興再興呼吸器
感染症への臨床対応法開発のための研究（H27-新興行政-指定-006）
で検討されていたものである（国立感染症研究所，2015）。本研究は新
型コロナウイルス感染症の入院診療に関わる医療機関の任意の参加に
よって成立している。2021年12月22日時点の段階で研究参加施設数
は743施設，レジストリ登録症例数は56,167症例である。本研究は日
本の新型コロナウイルス感染症の疫学・臨床像・治療内容・予後等に
ついて多くの情報を提供した（Terada *et al.*，2021；Matsunaga *et
al.*，2020）。結果は厚生労働省の新型コロナウイルス感染症アドバイ
ザリーボード，予防接種・ワクチン分科会予防接種基本方針部会等で資
料として提示され，これを基に議論がなされた。また本研究で得られた
情報は，治療薬の薬事審・承認のための情報としても使われている。
　課題として挙がったのは，レジストリの入力に要する人手の問題であ
る。日本の医療機関では電子カルテが普及している。しかし電子カルテ

から情報を抽出して研究に活かす仕組みは発達していない。レジストリの情報は診療録から得られるが，このような事情のため，レジストリへの入力は別途人手を使って行う必要がある。レジストリの入力には1例当たり少なくとも1〜2時間はかかる。入力に関わるのは多くは医師達である。研究の支援体制が充実している医療機関であれば補助員に入力を任せて，内容は研究者である医師が確認する等の態勢が取れる。しかし新型コロナウイルス感染症の診療に当たる医療機関は一般市中病院が多い。こうした医療機関では研究支援体制は脆弱である。よって現実には，患者診療に忙しい医師達が自分達で入力作業を行うことになる。これは医師達にとって相当の負担となってしまったはずである。

　新興感染症対応には情報は不可欠である。情報は臨床の現場から得られる。しかし臨床の現場はこのような状況である。ここを是非社会に理解いただき，研究体制の構築に支援をいただきたい。筆者は，まず新興再興感染症を診療する感染症指定医療機関の研究体制の充実を訴えたい。

3）ワクチン・治療薬・検査機器の開発に関わる企業への検体の提供

　ワクチン・治療薬・検査機器の開発には患者の検体が必須である。またワクチン・治療薬・検査機器の開発は，新興再興感染症の発生後速やかに開始する必要がある。よって企業側からすれば，患者由来の検体を速やかに入手して研究開発を開始する必要がある。新型コロナウイルス感染症の発生直後は，国内にはこうした企業に検体を提供する公的な枠組みはなかった。よって企業側は新型コロナウイルス感染症の診療に関わる医療機関と直接に交渉して検体を収集したようである。また，ワクチン・治療薬・検査機器の開発に係る研究も，こうした医療機関を現場として行われた。国立国際医療研究センターは，検体の提供，研究開発にかかる共同研究，企業治験などに積極的に参加した。相当な負担ではあったが，感染症を主たるミッションとしてナショナルセンターとして

当然のことと捉えている。ただ現場で感じたのは，このような研究のできる臨床の場がもっと多くあれば，研究開発もさらに円滑に進んだであろうということである。さらに，新興感染症の発生早期から患者検体を公的な仕組みを用いて収集し，企業に研究開発目的で提供できる仕組みがあれば，企業側でも早期から着手できたであろうということである。この反省は新興・再興感染症データバンク事業（REpository of Data and Biospecimen of INfectious Disease：REBIND）へ繋がっていった。

4）国の積極的疫学調査

　国は感染症法の枠組みを基に，感染症法で指定されている感染症について積極的疫学調査を行うことができる。この枠組みを用いれば，臨床研究の枠組みとは別途に，医療機関から情報を集めることが可能となる。新型コロナウイルス感染症の流行については，感染症法第15条第1項の規定に基づいた積極的疫学調査で集約された，各自治体・医療機関から寄せられた新型コロナウイルス感染症の退院患者の情報の取りまとめがなされた（国立感染症研究所，2021）。この調査は，医療機関の医師の手間を省くために，各医療機関における退院時の診療内容の要約と胸部画像検査の情報を収集することでなされた。

4．とられた改善策

1）感染症法改正

　新型コロナウイルス感染症の流行を契機として明らかとなった様々な課題に対処するため，2021年2月13日に感染症法が改正され施行された。この改正法では調査・研究の推進（感染症法第56条の39関係）として以下のことが定められた。

　感染症に関する調査・研究の推進を図るため，次の規定を整備するこ

と。

①国は，感染症の発病の機構等，病原体等に関する調査・研究を推進すること。

②厚生労働大臣は，①の成果を適切な方法により研究者等に対して積極的に提供すること。

③厚生労働大臣は，①又は②の事務を国立研究開発法人国立国際医療研究センター等に委託できること。

④厚生労働大臣は，②により①の成果を提供するに当たっては，個人情報の保護に留意しなければならないこと。

　これは有事の臨床情報・検体の収集を円滑にするために定められたものである。これを基に後述するREBINDが設置された。

2）REBINDの機能

　REBINDは厚生労働省の委託を受けた国立国際医療研究センターと，国立感染症研究所が連携して立ち上げた，新興・再興感染症に対して，病態解明の研究や，予防法・診断法・治療法の開発等を進めるための基盤として構築したナショナル・リポジトリである。厚生労働省健康局の新興・再興感染症データバンク事業として実施されている。本リポジトリでは，多施設共同研究として全国から生体試料・医療情報を収集ならびにゲノム解析を実施すると共に，収集保管した生体試料・医療情報・ゲノム解析結果を，感染症研究・医学研究を実施する研究機関ならびに民間企業に対して提供を行う。国立国際医療研究センターをはじめ，国立感染症研究所等の共同研究機関，全国の研究協力機関において収集した診療情報や血液等の生体試料を保管管理し，収集した検体等を対象に遺伝子解析を実施し，解析の結果も本リポジトリにおいて保管管理する。REBINDにおける提供の枠組みは，「信頼に足る管理者（カストディアン）」という理念を基礎に据え，従来の共同研究契約としての提供ならびに分譲（MTA（Material Transfer Agreement）あるいは

DTA（Data Transfer Agreement）に基づく提供）の利点を活かしつつ，両者とは異なる新しいバイオバンク外部提供のあり方を提唱する。REBIND利活用者は，REBINDの試料およびデータを利活用して得られた成果物やオーサーシップは保有することになるが，利活用状況等についての報告や，REBINDがその調査を行う場合の調査協力などを行っていただく必要がある。

3）オミクロン株発生時の積極的疫学調査

　オミクロン株はWHOがこれをVOC（Variants of Consern；注目すべき変異株）と認定した2日後には日本に感染者が到着し発見されている（Maruki *et al.*, 2022）。本株による感染症に速やかに対応するためには，オミクロン株感染例の臨床情報と検体を速やかに収集して解析し，その結果を活用して対策を立てる必要があった。そこでSARS-CoV-2 B.1.1.529系統（オミクロン株）感染による新型コロナウイルス感染症の積極的疫学調査が行われた。国立感染症研究所（感染研）では，関係医療機関・自治体の協力のもと，感染症法第15条の規定に基づき，オミクロン株症例の積極的疫学調査を行っており，本調査の一環として，感染性持続期間を検討した。対象は検疫および国内で検出されたオミクロン株感染確定症例で，経過中に臨床目的もしくは研究目的で採取された（陰性を含む）全ての呼吸器検体（唾液および鼻咽頭スワブ）の残余検体について，感染研にてリアルタイムPCRおよびウイルス分離試験を実施した。この結果オミクロン株症例において，Cq値は診断日および発症日から3〜6日の群で最低値となり，その後日数が経過するにつれて，上昇傾向であった。診断または発症10日目以降でもRNAが検出される検体は認められたが，ウイルス分離可能な検体は認めなかった。これらの知見から，2回のワクチン接種から14日以上経過している者で無症状者および軽症者においては，発症または診断10日後以降に感染性ウイルスを排出している可能性は低いことが示唆された（国立感染症研究所，国立国際医療研究センター国際感染症

センター, 2022)。これに基づいて, ワクチン接種者におけるSARS-CoV-2 B.1.1.529系統（オミクロン株）のブレークスルー感染例では, 隔離期間は従来株による感染と同じ期間に短縮されるなど, 対応の整理をすることができた。従来日本では, 新興感染症発生時の感染対策等については, 国内に事例がない, あるいは国内の事例はあっても速やかに情報を収集できないなどの理由で諸外国で先行して得られた事実を基に対策を決することが多かった。この調査では国内事例のデータのみで指針を示すことが可能であった。

5. これからの体制に求められるもの

1) 感染症指定医療機関の研究能力の強化

　日本の感染症法に基づく現在の枠組みでは, 新興感染症の発生時には感染症指定医療機関で患者を受け入れ診療を行う。また感染症の発生後早期の段階から治療薬・ワクチンの治験や検査薬・検査機器の臨床性能試験を行う必要がある。よって国として迅速に患者情報と検体を収拾し, かつ治験や臨床性能試験を遂行するには, 感染症指定医療機関でこのような研究を行う必要がある。感染症指定医療機関の多くは大学病院や特定機能病院ではなく, 市中の一般の医療機関である。市中の医療機関の研究機能は脆弱である。よって感染症指定医療機関の研究機能を強化する必要がある。今後感染症指定医療機関のあり方は感染症法の観点から議論がなされるが, その重要な議論の柱の一つが本件となると考える。

2) 研究環境の改善, 特に電子カルテ等の病院内情報システムの情報の積極的疫学調査や研究への活用

　まずはすでにあるデータを活用することが必要である。例えば日本の多くの医療機関は情報管理にDiagnosis Procedure Combination（診断群分類包括評価）を利用している。DPC情報は特有の形式のファイ

ル（EFファイルなど）の形で引き出すことが可能である。こうした情報を活用することは極めて有用である。例えば筆者の運営している国立国際医療研究センターAMR臨床リファレンスセンターでは感染対策連携共通プラットフォーム（J-SIPHE）を運用している[注1]。J-SIPHEでは病院における抗菌薬使用量の集計のためにDPCのEFファイルを用いている。またこれらの既存のデータベースが統合されることも重要である。新型コロナウイルス感染症対策には，新型コロナウイルス感染者等情報把握・管理支援システム（HER-SYS），新型コロナウイルス接触確認アプリ（COCOA），ワクチン接種円滑化システム（V-SYS）などのデータベースが運用されているが，これらが統合され，かつ研究目的にも利活用が可能となれば極めて有用である。

　また一方で電子化されたデータがなかなか活用できないことも問題である。電子カルテにおいて顕著であるこの問題は，多くはデータが電子カルテに収納される場合に，各メーカーが同じ臨床情報についてそれぞれ異なった標識をつけて管理していることが根本の問題である。よってこの情報のマスタの統一化がまずは必要である。電子カルテから情報を引き出すこと自体は可能なので，これにより異なった電子カルテシステムで引き出された情報が共有可能となる。

3）戦略的な知見の共有体制の構築　日本発の医学誌を介した情報発信

　日本では2020年1月に武漢からの日本関係者の受け入れを行った。この帰国者の中から無症状者を含めた複数の陽性者が発生し，これらの状況は論文として報告されている。しかし実際にはこの論文が受理されるには時間がかかった（Kutsuna *et al.*, 2020）。これには投稿先である欧米の著名な医学雑誌の編集者との繋がりがなかったなど様々な理由

注1）国立国際医療研究センターCAMR臨床リファレンスセンター，J-SIPHE感染対策連携共通プラットフォーム＜https://j-siphe.ncgm.go.jp/＞2022年1月10日アクセス

があると考えている。私個人は，日本の貴重な情報を迅速に伝える媒体が必要と考えている。その意味で，日本国内で発行される英文医学誌は日本発の情報を世界に伝えるための媒体として極めて重要な役割を有しており，その機能を是非とも強化していただきたい。結果的にこれが医学誌のImpact Factorを高める等の結果に繋がると考える。

4）行政検査だけではなく医療機関・研究機関・民間での微生物の検出体制およびゲノム解析の体制を充実させる

REBINDの創設については記述した。本リポジトリを充実させ，その情報・検体の利活用を促進することが必要である。特に次に起こるであろう新興感染症に備えて準備をしておく必要がある。

参考文献

Chen N, Zhou M, Dong X, Qu J, Gong F, Han Y *et al.*(2020)"Epidemiological and Clinical Characteristics of 99 Cases of 2019 Novel Coronavirus Pneumonia in Wuhan, China: A Descriptive Study," *The Lancet Journal.* 395（10223）：507-513. doi: 10.1016/S0140-6736（20）30211-7. Epub 2020 Jan 30.

Kutsuna S, Suzuki T, Hayakawa K, Tsuzuki S, Asai Y, Suzuki T *et al.*（2020）"SARS-CoV-2 Screening Test for Japanese Returnees From Wuhan, China, January 2020," *Open Forum Infectious Diseases.* 7（7）：ofaa243. doi: 10.1093/ofid/ofaa243.

Maruki T, Iwamoto N, Kanda K, Okumura N, Yamada G, Ishikane M *et al.*（2022）"Two Cases of Breakthrough SARS-CoV-2 Infections Caused by the Omicron Variant（B.1.1.529lineage）in International Travelers to Japan," *Clinical Infectious Diseases: An Official Publication of the Infectious Diseases Society of America.* 2022 Jan 3：ciab1072. doi: 10.1093/cid/ciab1072.

Matsunaga N, Hayakawa K, Terada M, Ohtsu H, Asai Y, Tsuzuki S *et al.*（2021）Clinical Epidemiology of Hospitalized Patients with COVID-19 in Japan: Report of the COVID-19 Registry Japan," *Clinical*

Infectious Diseases. 73 (11)：e3677-e3689; 10.1093/cid/ciaa1470.

McLean E, Pebody RG, Campbell C, Chamberland M, Hawkins C, Nguyen-Van-Tam JS *et al.* (2010) "Pandemic (H1N1) 2009 Influenza in the UK: Clinical and Epidemiological Findings from the First Few Hundred (FF100) Cases," *Epidemiology & Infection.* 138 (11)：1531-1541. doi: 10.017/S0950268810001366. Epub 2010 Jul 1.

Terada M, Ohtsu H, Saito S, Hayakawa K, Tsuzuki S, Asai Y *et al.* (2021) "Risk Factors for Severity on Admission and the Disease Progression During Hospitalisation in a Large Cohort of Patients with COVID-19 in Japan," *BMJ open.* 11 (6)：e047007.

国立感染症研究所（2015）「MERS 治療研究班の状況」『IASR』36：241-242.

国立感染症研究所（2021）「新型コロナウイルス感染症における積極的疫学調査の結果について（最終報告）」『IASR』42：197-199.

国立感染症研究所，国立国際医療研究センター国際感染症センター（2022）「SARS-CoV-2 B.1.1.529 系統（オミクロン株）感染による新型コロナウイルス感染症の積極的疫学調査（第 1 報）：感染性持続期間の検討（令和 4 年 1 月 5 日）」＜ https://www.niid.go.jp/niid/ja/2019-ncov/2484-idsc/10880-covid19-66.html ＞ 2022 年 1 月 10 日アクセス

国立国際医療研究センター（2020）「COVID-19 Registry Japan 2020」＜ https://covid-registry.ncgm.go.jp/. ＞ 2022 年 1 月 10 日アクセス

日本感染症学会（2022）「新型コロナ肺炎（COVID-19）の緊急症例報告」＜ https://www.kansensho.or.jp/modules/topics/index.php?content_id=31#case_reports ＞ 2022 年 1 月 10 日アクセス

第6章

新型コロナウイルス感染症の予測に関する数理モデル

－感染症数理モデルの実際と活用の課題について，数式を一切使わない論考－

古瀬 祐気 [1), 2)]

1) 京都大学ウイルス・再生医科学研究所／白眉センター 特定准教授
2) 長崎大学大学院医歯薬学総合研究科／長崎大学病院医療教育開発センター
客員研究員

新型コロナウイルス感染症の流行に対して，それまでには用いられなかったような様々な科学技術が世界中で開発され，そして利用された。mRNA という新しいプラットフォームでのワクチン開発，スマートフォンの Bluetooth 機能や GPS 機能を用いた接触者調査，病原体のゲノム情報をリアルタイムで解読して疫学情報とリンクさせるゲノム疫学，そして数理モデルの活用である。感染症の伝播動態を記述する数理モデル自体の歴史は古く 1930 年頃から研究されているが（Kermack and McKendrick, 1927），流行の最中に日々モデルのアップデートが行われ政策の意思決定や市民とのリスクコミュニケーションに本格的に用いられたのは，本流行が初めてであったと言ってよいだろう。本稿では，数理モデルの数学的な部分には触れないが，それが様々な目的で用いられたことの紹介と，それを政治行政・専門家・市民がどのように受け止め反応したのかを筆者の視点から振り返ってみたい。

1．数理モデルとは

　新型コロナウイルス感染症の文脈において，「数理モデルとはSIRモデル（詳細は後述）のことである」という誤解が一部にあったかもしれないが，本来の意味での数理モデルとは「データが従うルールを，数学的な手段によって模擬すること」だと筆者は考えている。ルールを数学的に記述することにはそれなりの専門性を要するために，とっつきにくいと思われることも多い。しかしながら，データを見てそこからルールを推測し適用することは，実は多くの人が感覚的にあるいは言語的に，それが数理モデルであると意識することなく行っているのではないだろうか。読者の方の多くもきっと頭の中で行ったことのあるであろうルールの思索が，いかに数理モデルという枠組みで表現されていくのかを以下に説明していく。「ワクチンや治療薬の有効性」や「年齢ごとの致死率の違い」，「変異株に置き換わるスピード」など，様々なものが数理モデルによって解析・検討されているが，本稿では「感染者数の推移」に関わる数理モデルを主に取り上げる。

1）統計モデル
　新型コロナウイルスの流行で一番注目を集めた数理モデルは「予測」に関するものだろう。これがどのような目的でなされて，どのように用いられ，どのように誤解されたのかは，2章・3章で述べる。統計モデルとは，感染者数の推移がどのようなパターンを辿っているのかを実際のデータから見出したものである。例えば，「火曜日は月曜日より100人増える」とか「ある日の新規陽性者数は先週の同じ曜日の陽性者数の1.5倍になる」とか，もう少し複雑にすると「寒い時には，その増え方がさらに1.3倍になる」などといったルールが，統計モデルの一種と言える。これらのルールを現時点のデータに適用すれば，明日以降の感染者数を予測することができる。

　新型コロナウイルスの流行が始まってから，多くの人が「明日の新規陽性者数は〇〇人くらいになるだろうな」などとニュースを見て考えたかもしれない。おそらく無意識に何らかのルールを作ってこのような予想をしていたと思われるが，そのルールを数学的に記述すれば統計数理モデルとなる。

2）SIR モデル

　SIRモデルは，感染というメカニズム（仕組み）をモデル化したものである。考え方はとてもシンプルで，「非感染者が，感染が伝播するような接触を感染者とすると，新たな感染者となる」というモデルである。このような仕組みを数学的に記述したモデルは"力学系"と呼ばれ，微分方程式で記述されることが多い。モデルの中には仕組みが内包されているため，接触率や感染期間などといった感染伝播に係わるパラメータが必要となる。これらのパラメータを過去のデータから推定して，そのパラメータに基づいて計算を未来に向かって進めれば予測を行うことができる。

　SIRモデルでは，層を分けたり（例えば，大人と子供で分けたり，都道府県など地理的領域で分けるなど），パラメータを変動させたり（例えば，緊急事態宣言の出ている時と出ていない時で接触率を変える），新たな状態を定義したり（例えば，ワクチン接種済みの非感染者を定義して，ワクチン未接種者に比べて感染する確率も死亡する確率も低いとする）することもできる。このようなモデルの拡張を行わなかった場合，つまり層別化されておらずパラメータが変化しない定数であり，状態の定義が複雑化していない時には，感染者数は感染拡大の初期において指数関数的増加を示すことになる。「SIRモデルは，指数関数的増加を想定しているので正しくない」といった指摘をよく受けるが，それは最もシンプルなSIRモデルを用いた時の結果である。繰り返しになるが，SIRモデルが想定しているのは「非感染者が，感染者と感染が伝播するような接触をすると，新たな感染者となる」というメカニズムであ

り，指数関数的増加といった感染者数の推移そのものはモデル化していない。

2．モデルの目的

1）基本的な性質の解明

　SIRモデルの様々なパラメータがどのような値であった時に，過去（特に，感染症が発生あるいは流入した初期の頃）のデータ（特に，日ごとの検査陽性者数の推移）とよく適合するかを検討することで，感染症の基本的性質を表すパラメータ値を推定することができる。新型コロナウイルス発生初期時の武漢やヨーロッパのデータに対してこれを行うことで，本感染症の潜伏期間，世代期間，基本再生産数，致死率などが解析された。

　この中で特に重要だったと筆者が考えるのは，基本再生産数と致死率が分かったことで本感染症の持つ潜在的かつ驚異的なインパクトが早期から判明したことである。基本再生産数が3程度であり致死率が数%程度という推定を，多くの専門家は驚きをもって受け止めた（ただし，流行の初期には多くの無症状感染者が見逃されていたことが後になって分かったため，これらの推定値は若干正確ではなかった）（He, Yi and Zhu, 2020）。これらの数字がどのような意味を持ち，どのように解釈されたのかについては，2章4節および3章1節で説明をする。

　次に重要であったと筆者が考えるポイントは，潜伏期間と世代期間の推定がほとんど同じ5日程度であったことである（Ganyani *et al.*, 2020）。このことは，おそらく感染者は発症する前から感染性を有しウイルスを伝播していることを意味する。実地疫学調査やウイルス学的な検討からもこのことが確かめられ，「症状のない人でも，マスクをしましょう。それは，マスクを着用するあなたを感染から守るという意味合いもありますが，症状のないあなたが実は感染していてウイルスを排出しているかもしれないからです」というユニバーサル・マスクと呼ばれ

る概念が広く浸透していくことになった。実際に，マスクを着用する集団では新型コロナウイルス感染症の罹患率が低下するという研究結果がその後に数多く出されている（Budzyn, 2021；Peeples, 2021）。

2）過去の評価

　SIRモデル内に含まれるパラメータを過去のデータを用いて推定することを考える。この時，それらのパラメータが変化しない定数ではなく時間に応じて変動する値であると仮定すれば，ある時点でそれぞれのパラメータがどのような値であったのかを計算することも可能である。「感染者が，どの程度の頻度や確率で非感染者と出会いウイルスが伝播していたのか」というパラメータ（βと呼ぶ）を各時点で解析し，それを「1人の感染者が生み出す新規感染者の数」に変換することで，【実効再生産数】が算出される。

　SIRモデルを用いなくとも，「ある時点の感染者はその時点より前の感染者から生み出されるものだ」という概念（再生産方程式）を数式化すると，感染者数の推移を指数関数によって表すことができる。指数関数に帰着するということは，統計モデルとみなすことが可能になるということである。これを利用すると，SIRモデルのような微分方程式を解くといった複雑な計算をしなくとも，実際の感染者数の推移データを指数関数に当て嵌めて"指数の底"を求め，世代期間を考慮した変換を行えば，やはり【実効再生産数】が導出される。この方法は電卓や表計算ソフトを用いれば簡便に用いることができるため，東洋経済ONLINEのウェブサイトや国立感染症研究所の簡易計算式として利用されている（東洋経済ONLINE, 2020；髙 他, 2021）。

　計算された実効再生産数の推移を見ていくことで，例えば緊急事態宣言の発出中はほかの時期よりも値が低くなっているのかや，行事や大規模イベントの最中に値が上昇していないかを評価することができる。ほかにも，中国では世代期間を表すSIRモデル内のパラメータが経時的に短縮したことが報告されており，これによって「検査と隔離」が有効に

機能したことが示されるなどしている（Ali *et al.*, 2020）。

3）実社会における性質の理解

　ここまでは，感染者（検査陽性者）数を目的の実データとして，それがどのようなパラメータが基となって生成されたのかを考えてきた。この思考をもう一段掘り下げることで，実社会における新型コロナウイルス感染症の理解へと繋げていくことができる。今度は，前述したSIRモデル内に含まれる「感染者が，どの程度の頻度や確率で非感染者と出会いウイルスが伝播していたのか」というパラメータβを目的の変数として，それがどのような因子で増減したのかを考えていくのである。候補となる検討因子として，例えば時短営業の有無，人流，気温などが考えられる。

　具体的には，まずSIRモデルに基づいてパラメータβを時系列的に推定する。これとは別に，感染拡大に影響すると考えられる因子に関しても時系列でデータを用意しておく。そして前者（β）を目的変数，後者（候補因子）を説明変数として統計モデル（一般線形モデルやグレンジャー因果検定など）で関連の有無を解析する。これによって，「気温の低い時には感染が拡大しやすそうだ」とか「特定の場所における人流と実効再生産数がよく相関している」といった知見が得られる。この時，βと関連して推移する因子が介入可能である場合，そこへの対策が効果的かもしれないと議論できる。ただし，相関関係が見つかったからといって因果関係があるのかどうかは分からないことには注意しなければならない。

4）未来の評価

　過去の感染者数の推移とモデルを適合させることで，例えばSIRモデルであればパラメータβが推定でき，指数関数を念頭に置いた統計モデルであれば"指数の底"が推定できることをここまでに説明してきた。これらの値は時間によって変化し得るものであるが，その日々の変化量

は比較的緩やかであり，短い期間で急上昇したり急降下することはあまりない（※感染者数が非常に少ない時には，偶然性が生じて大きく変動することもあり得る）。それは，私達の生活や行動様式といった社会の在り方が急激に変わることがほとんどないからである。例えば，2019年と2021年ではマスクの着用率は劇的に違うと思われるが，コロナ禍となって以降で1日でその割合が急激に変化した（する）とは考えづらい。今日のマスク着用率は昨日のマスク着用率とほとんど変わらないだろう。テレワークをしている人の割合も（平日であれば）毎日大きく変動することはないだろうし，会食の数も（季節的な行事や曜日の影響があるにせよ）先週末と今週末で大きくは変わらないと思われる。

　つまり，過去の短期間に観察されたパラメータ β や指数の底が未来の短期間においても大きくは変わらないという想定は，それなりにもっともらしいと言える。小難しく書いてしまったかもしれないが，例えば新規感染者数が10日前には10人で，5日前には20人で，今日は40人だったら，「5日後には80人になりそうだな」と多くの人が考えるだろう。ほかにも，先週の月曜は10人で今週の月曜は20人だった，先週の火曜は12人で今週の火曜は24人だった，先週の水曜は15人で今週の水曜は30人だった時，先週の木曜が20人だったら「今週の木曜は40人かも」と考えられるだろう。このように，過去のデータをモデル化してパラメータを求め（＝ルールを推測し），同じパラメータを現在に適用して未来へ外挿するという予測は，ある意味自然な考え方である。

　同じパラメータ値が今後も続くとして未来へと外挿したものが【①プロジェクション】である。プロジェクションは，短期間の未来に対して行えば，実際にパラメータが短期間で大きく変動するとは考えづらいので，それなりの精度で“当たる”予測となる（短期予測）。また，長期的にはパラメータは実際に変動していくのだが，あえてそれが変動せずに一定だと仮定することで，より先の数字を予測することもできる。この方法で予測された結果は“当たらない”のであるが，現在の状態（＝現時点のパラメータ）を「未来の数字」という形で評価することができる。

さらに，上述のようにパラメータがこれからも長期間一定であると仮定したり，あるいは2週間後に強い対策が出されてパラメータβが半減することもあり得るかもと想定するなど，様々なパターンを設定して未来の中期〜長期へと外挿したものが【②シナリオ分析】である。この予測結果は，どのような未来が望ましい（あるいは好ましくない）のかや，それを達成する（あるいは避ける）ためにはどのような施策が必要になるのかを検討するのに有用である。

　また，パラメータβを直接に観察することはできないのだが，前節で説明したように，過去の相関関係を基にほかの観察可能な因子（人流や気温など）から現在のβを推定することができる。さらに，人流や気温が今後の変化を比較的予期しやすいものであることを利用して，未来のβを推測することも可能である。この現在や未来の推測パラメータを用いて現在以降の状態をモデルから計算することで，【③そうなる蓋然性の高い将来の予測（≒予報）】を行うことができる。

　※以後，ここで説明した①プロジェクション・②シナリオ分析・③予報という数理モデル予測の目的別分類を用いるが，数理モデルや疫学の分野でコンセンサスの取れたものではなく，筆者が便宜的に使用しているものであることに注意されたい。

5）AIによる予測

　先ほど説明した【③そうなる蓋然性の高い将来の予測】を行うためには，前提として「観察できる因子」と「感染拡大のメカニズムを記述するSIRモデルのパラメータβ」の関係が分かっている必要がある。しかしながら，どのような因子がβを予測し得るのかや，その因子とβの関係がどのような式で表現され得るのかについて，人間の考えられることには限界がある。そこで，思いつく様々な種類のデータ（感染拡大に直接影響を及ぼすことが明らかな因子である必要はない。例えば，人流や気温に加えて，コロナ関連ニュースの放送回数・天気・株価など）を機械学習モデルに入力して，その数字を人間には不可能なレベルで複雑に

こねくり回すことで，β を精度よく再現できるモデルを見つけることができるかもしれない。精度の高まった β 推測モデルを基に SIR モデルを現在から未来に向かって数値計算すると，より精度の高い感染者数の予報ができる。これが"AI による感染者数予測"（の一例）である。ただし，このような予測では「なぜそうなるのか」といったメカニズムを検討することは難しい。

3．市民の理解

　新型コロナウイルス感染症の流行に関して，専門家と市民との間で一部に分断のような状態が生まれてしまった原因の一つとして，数理モデルに関する理解とコミュニケーションの不足があるだろう。専門家の説明が十分でなかったところもあったし，一部の市民の中には（時として正確でない理解のままに）不平や不満をぶつけてくる方もいた。それでも，多くの専門家は数理モデルについて利点や欠点も含めて粘り強く説明を続け，そして多くの市民がそれを理解しようと努めてくれたことには心から感謝している。

1）予測の違い
　予測の中には前章で述べた【①プロジェクション・②シナリオ分析・③予報】があり，この3つが場面に応じて使い分けられていたのだが，その違いが一部の方に伝わらなかったことが最も大きな誤解の原因であり反省点であったと筆者は感じている。特に影響が大きかったものとして，西浦教授（北海道大学，当時）の「何も対策をしないと新型コロナウイルス感染症によって10万人以上が死亡する可能性がある（2020年4月）」と筆者の「希望者へのワクチン接種が完了しても，その時点でもとの生活様式に戻せばやはり10万人以上が死亡する可能性がある（2021年9月）」という発表が挙げられるだろう（古瀬，2021a；朝日新聞デジタル，2020）。この2つは，どちらも【①プロジェクション】

と呼ばれるものに近い。これらの予測では，前者であれば「基本再生産数が2程度であり致死率が1％程度だ」，後者であれば「デルタ株の基本再生産数は5程度であり，ワクチンの有効性は感染予防70％・死亡予防90％で，ワクチン接種希望者は全国民の8割程度」という疫学的な文言が何を意味するのか，SIRモデルにそれらのパラメータを当て嵌めることで，その潜在的なインパクトを「実際には起こらない仮想の未来における死亡者数」という形で表現をしたものである。私達は「何も対策をしない」とか「市民の行動が元に戻ってしまう」ことを起こり得る未来として想定していたわけではないし，10万人以上という規模の死亡者数が実際に発生することを予言したわけでもない。

　【②シナリオ分析】も同様である。2021年6月下旬頃には，デルタ株の影響やおそらく市民の自粛疲れのようなものもあり，経時的に β が上昇していることが分かっていた（β は感染拡大のスピードのようなものであり，スピードが上昇しているということは通常の指数関数以上の早さで感染拡大が起こり得ることを示唆する）。しかしながら，「β（あるいは実効再生産数）が上昇し続けています」では，多くの市民に伝わるメッセージとはならないことは明らかであったので，「このままのペースで β の上昇が続くなら，どのくらいの感染者が発生するのか」や「どのタイミングで実効再生産数が下がるような強い対策を行うと，医療負荷がどの程度に抑えられるのか」という予測（【②シナリオ分析】）を第5波が始まる直前に筆者は発表した（古瀬，2021b）。決して，「このまま β の上昇が永続的に続くに違いない」とか「強い対策を打てば，後はうまい具合に実効再生産数が下がるだろう」などと予想していたわけではない。6月下旬の時点では日々の新規陽性者数がそこまで多くはなかったものの，その時の状況が潜在的にどれだけ危機的であるのか，早いタイミングで制御することがどれだけ重要であるのかを，SIRモデルの中に"パラメータ推移のシナリオ"を入力することで未来の感染者数や重症者数という形で表現したのである。つまり，これも「実際には起こらない仮想の未来」を示したにすぎなかったが，当たった・外れたと

いう観点からメディアなどで取り上げられてしまった。

　一方で，【③予報（に近いもの）】に関しては当たることを期待して行っている予測である。Googleが公表しているものが有名であるが，ほかにも国立感染症研究所や西浦教授のチームがこれに取り組んでいるし，アメリカではYouyang Guという研究者の発表するものが注目を集めている（Gu，2021）。その予測が大きく外れた時にニュースなどでネガティブな意味で話題になるが，実は話題になっていない時にはいずれもそれなりの精度で当たっていると筆者は感じている。①や②の予測は状況やタイミングに応じて，時に伝えたいメッセージを込めたうえで大々的に発表されることが多いのに比べて，③は毎日あるいは毎週といった頻度で定期的に公表されているために逆にニュース性が低いのだろう。ただ，③こそが，おそらく多くの人が興味を持っている予測（【③予報≒そうなる蓋然性の高い将来予測】）なのだが…。

２）実効再生産数への誤解

　新型コロナウイルス感染症の流行によって，実効再生産数という疫学の中でもマニアックな専門用語が一般に広く浸透したのは驚きであった。実効再生産数は「ある時点で1人の感染者が何人に感染を広げているか」を示す指標だということはきちんと理解されていたと思うが，その指標がどのように算出されているのか，いつの時点の状況を反映しているのか，そしてどう活用できるのかについてはいくつかの誤解があった。

　一番の大きなポイントは，現在の科学では実効再生産数をリアルタイムで算出できず，【③未来を当てる予測】には用いることができないということであろう。「実効再生産数をリアルタイムで算出できる」とはどのような状況だろうか？　それは，今日の時点でまだ検査で見つかっていないが実はウイルスを排出している感染者（明日以降に検査を受けて感染が判明する人）が何人いて，その人たちが今日1日で何人と出会って，そのうち何人にウイルスを感染させて，その中のさらに何人が

明日以降に検査を受けて感染が判明するのかが、"今日の時点"で分かるということである。現代科学においてこれを算出することの不可能さが何となく分かっていただけるだろうか。

　実際に計算できるのは過去から現在までのデータを用いた過去の実効再生産数である。それには、2つの方法がある。1つ目は、感染者が見つかった時に、その人が感染性を持つ期間に接触した人を徹底的に調べてウイルスに感染したかどうかを調べ、それを複数の感染者に対して行うことで、1人当たりが平均で何人に感染させたのかを算出する方法である。2つ目は数理モデルを用いる方法で、感染者数の推移をモデルに適合させることで、どのような実効再生産数であったとすれば、観察された感染者数の推移を再現できるのかを検討して推定していく方法である。どちらの方法でも、今日の新規陽性者数をデータとして用いるが、それは今日ではなく過去に感染が起こった人たちなので、今日のデータを用いても推定される実効再生産数は過去のものにしかならない。

　また、筆者に頻繁に届く市民の声として、「SIRモデルや実効再生産数という概念が正しいことを証明しろ」というものがある。数式が出てくるのでややこしく見えてしまうが、SIRモデルとは「非感染者が、感染者と接触すると感染が伝播する」という仕組みであり、実効再生産数とは「感染は、感染者から広がっていく。その広がる数が多いか少ないか」という指標である。もしもこれらの概念が正しくないとするならば、感染は感染者から広がるものではない、ということになる。そのようなパターンは、繰り返し起こる人獣共通感染症や、一部の食中毒において起き得るものではあるが、こと新型コロナウイルス感染症に関して「実効再生産数を否定する＝感染は感染者から広がるものではない」という考え方は荒唐無稽であろう。

　さらに、「実効再生産数は、人々の行動や危機意識、気温など様々な因子が複雑に絡みあって決まるものであるはずなのに、数理モデルではそのことを考慮していないじゃないか」というコメントも折に触れ頂戴することがある。「実効再生産数は、人々の行動や危機意識、気温など

様々な因子が複雑に絡みあって決まるものだ」という主張は，全くその通りである。それによって実効再生産数が決定し，その結果として実際の感染者数の推移が観察される。ここで，実効再生産数は感染拡大のスピードであるとも言える。つまり，A. 人々の行動や気温といった要因によって，B. 感染拡大のスピードが決まり，C. 感染拡大（あるいは抑制）が事象として起こる。感染者数の推移に関する統計モデルやSIRモデルでは，B → Cの部分をモデル化することで，CのデータからBを推定している。A → Bがどのように決定されるのかは興味深い研究対象であるが，Aを検討していないことはBが正確でないことを意味しない。

　少し違う角度からこれと似た状況を説明してみよう，100m走である。上述のロジックは，A.筋肉量，B.速さ，C. ゴールのタイムで例えることができる。C. ゴールのタイムが分かっていれば，B. 速さを計算することができる。B. 速さは，きっとA.筋肉量に大きく依存すると思うが，A.筋肉量とB.速さの関係が不明であることは，先ほど計算した速さの値の信頼性とは何の関係もない。そして，100m走であればスピードガンで速さを直接測定することができるが，感染症疫学の世界においてはそれに相当するものがないために，Cの「感染者数の推移」という結果からBの「実効再生産数」を計算しているのである。

4．政府の思惑

　政治や行政に関わる人の中にも，残念なことに数理モデルという理解の"難しそう"あるいは"怪しそう"なものに対して拒否反応を示して，それが政策決定や行政判断の材料として用いられることを受け入れられない方々が少なからずいた。そのような方の決まり文句は，「当たらない予測屋，占い師」という私たちへのレッテル貼りだった。やはり，①・②・③の違いをきちんと伝えられず理解されなかったことが，流行開始から2年近く経った2021年10月の本稿執筆時点でも尾を引いている。

　感染症にある程度の伝播力がある時，それは何も対策がなされなけれ

ば広まってしまうものである。「何も対策がない時にどうなるのか，あるいは現在の対策よりも一段緩めるとどうなるのか」という問いに対して（感染が人口の大部分に広がっておらずワクチンもなかった時点においては），数理モデルを用いて計算するまでもなく，答えは「感染は拡大する」であった。数理モデルはそのことを未来の数字という実感できる形で示すことに成功したが，そのことが誤解と反感を生んだ点もあっただろう。特に，政治家は国民の信頼と期待から投票によって選ばれた民主主義の象徴である。ここで民主主義を否定するつもりは毛頭ないが，国民の信頼と期待とは，思惑とも言い換えられる。誰だって制限のない生活の方がいい，筆者もそう思っている。「（感染を制御するために）様々な制限を行った政治家」よりも「（感染が拡大する中でも）制限を強いることのなかった政治家」のほうが評価されてしまうのが現在の風潮なのかもしれない。制限が経済的な損失に繋がり得るのなら，なおさらである。そのような中で，「制限をしないと感染は拡大しますよ」と目に見える形で出してくる数理モデルは，ある意味厄介で無視したいものだっただろう。

　さらに，【②シナリオ分析】が“当てにいく予測”ではないことを理解したうえで，特定の主張のために数理モデルを利用しようとする方も残念ながらいた。大規模イベントの開催数ヵ月前に，「これこれこういう想定でパラメータを設定して感染者数の推移をシミュレーションしてください」という依頼が複数の専門家などに出され（内閣官房，2021），その結果を基に「大規模イベント開催までに感染者数はそこまで増加しないし，開催に伴う影響も大きくないと○○が予測」といった報道がなされた。それは，あくまで依頼された想定パラメータの通りのことが起こればそうなるというシナリオ分析であり，パラメータ設定に用いられた想定が現実に起こり得る根拠は特になく，蓋然性の高いものでもなかった。【②シナリオ分析】を，一部メディアや市民が【③予報】であると誤解することを狙ったものであったと言える。

5．専門家の葛藤

　新型コロナウイルス感染症の流行に関して，数理モデルにまつわる一番の課題はコミュニケーションであったと思う。これに関しては6章で本稿のまとめとして記載するが，ここではそれ以外にどのような問題点が専門家側にあったのかを述べる。

　まず，新型コロナウイルス感染症が出現した時点で専門家の準備が十分でなかった。人材が不足していたし，その人材もほとんどが経験不足であった。感染症数理モデルの特性を研究したり，新しいモデルを考案して感染症の知られていなかった性質を明らかにするといった研究をしている素晴らしい専門家は日本にも多数いる。しかしながら，感染症が流行しているその最中から現場に入っていきリアルタイムでデータ解析を行い，アウトプットを迅速に出せる専門家は多くなかった。さらに現在はモデルやデータの複雑さから，複数人のチームによるアプローチが必要となることも多い。科学的に質が高く，マンパワーがあり，保健当局など行政機関とやり取りする経験を有し，対策に活用できるようなエビデンスを提示できるチームは本邦においてごく僅かであった（本稿を書いている筆者自身も，数理モデルを専門としているわけではない。ウイルス学と実地疫学と数理モデルを繋ぐ珍しい経験があるということで，対策活動に携わることになり現在に至っている）。結果として，本邦では特定のチームの数理モデルに極度に依存してしまった。複数の専門家やチームで，互いにそれぞれの妥当性を科学的に議論したり，あるいはそれぞれのアイディアや手法を持ち寄ってモデルを発展させていく機会が十分にあったとは言い難い。

　数理モデルの専門家が，【②シナリオ分析】に用いる想定を考えて，政治・行政・市民に対して提示していくという状況も危ういものがあった。政治家や行政関係者が恣意的なシナリオ設定をしかねない恐れを4章で述べたが，それはそのまま専門家にも当てはまる。想定には，無限

大のパターンが考えられる。緊急事態宣言をいつ出すのか，解除するのか，それはどのくらい効果的なのか，大規模イベントの開催中に接触がどれだけ増えるのか，来月にワクチン接種率がどの程度上昇するのか…。中立的な立場からシナリオ提示をしようと心がけている専門家がほとんどであったと思うが，専門家一人一人にそれぞれの思想があるのは当然のことであり，それを排除したうえで数理モデルに取り組もうと思っても無意識に反映されてしまっていたかもしれない。新型コロナウイルス感染症ほどの規模で流行が起これば，政府も専門家も医療関係者も市民も全ての人がステークホルダーであり，誰が想定シナリオを設定しようとも何らかの思惑が入り込んでしまう状況であった。公衆衛生をバックグラウンドとする専門家は感染が拡大するというシナリオ分析を繰り返し提示したし，一方で経済をバックグラウンドとする専門家は感染拡大をある程度制御できるとするシナリオ分析を提示した。この乖離も数理モデルに対する不信感を市民に生んだが，実は両者はほとんど同じモデルを用いていた。そこに入力するパラメータの想定が異なっていたのである。

6．これから～相互理解に向けて～

　伝わらなかった最も大きな点は，数理モデルを用いた予測には①・②・③の異なる目的があり，その多くは"当てにいかない"ものだということである。専門家が繰り返し説明をすればするほど，「その通りだ」と納得する人と，「また言い訳をしている」と批判する人の分断が続いていくだけで解消には繋がらなかった。「きちんと説明すれば伝わるはずだ」という意識を持って専門家が諦めず丁寧に真摯に発信をしていくことはもちろん重要であるが，残念ながらそれは本稿執筆時点で何の解決にもなっていない。

　専門家が行った数理モデル解析がどのように市民に伝えられるかの過程にも課題があった。特に，数理モデル解析が政策決定や公的提言の参

考に用いられた時のことを考える。課題の1つ目は，数理モデルがどのように政策や提言に活かされたのか（あるいは採用されなかったのか）の過程が不透明だったことである。決まったことだけを知ることができれば良いと考える人もいると思うが，一方で議論の過程を理解したかった人も多かっただろう。

　たとえ議論の過程を公開できなくても，政治や行政の判断に数理モデルが関わったのならば，数理モデルの解析結果が何を意味して何を読み取れたのかは説明する必要があろう。本流行において，その説明主体が不明であった。これが2つ目の課題である。提言や政策の内容や意図は，政治や行政，さらにそこにアドバイスをする立場にある専門家が説明した。一方で，その資料として数理モデルが添付されることはあっても，その説明が市民に対してなされることはほとんどなかった。もちろん，細かい手法や内容は解析を行った本人にしか分からないだろうが，それが何を意味してそこから何が読み取れるのかは，（数理モデル解析を行った本人ではなく）政府や行政の科学顧問のような立場の人が行ったほうがよかったかもしれない。

　一方で，専門家によるオープンな情報発信は，ある程度積極的になされた。それを求める声がソーシャル・メディアの発展もあり専門家に直接届くことになった結果，多くの専門家が数理モデル解析の結果を自主的かつ個人的に発表するようになっていった。そのようなプラットフォームが整えられていたことは喜ばしく，情報のオープン化は一般に好意的に受け止められた。しかしながら，ただでさえ十分に理解されないこともあった数理モデルを唐突に投げかけられ当惑してしまった人も多くいただろう。さらに，発表される内容も玉石混交であると言わざるを得ない状況ではあった。

　ここまで様々な課題や不満を述べておいて恐縮ではあるが，ではどうすればよいのかという解決策を筆者がすぐに提示することはできない。そもそも【①プロジェクション】や【②シナリオ分析】といった"当てにいかない"予測を含む数理モデル解析は，感染症の流行以外にも国防・

経済・環境など様々な場面で用いられてきたはずである。おそらく，残念なことにこれまでにも議論の過程を十分に公開しなかったり，モデルの説明をなおざりにしてきたために，現在の新型コロナウイルス感染症の流行に際しても数理モデルが多くの人に馴染まなかったのではないだろうか。

　今後，これまで以上に，様々な課題に対して数理モデルは役立てられていく。予測にどのような種類があるのか，欠点も含めてそれらをどう理解すべきなのか，それらをどう活用することができるのか。多くの人々に学んでいってほしい。専門家自身も，数理モデルの限界を自覚し，コミュニケーションの問題も含めて多くの反省点があったと本流行で学んだし，これからも学び続けていく必要がある。コミュニケーションとは，伝えることであり，かつ伝えられる（理解する）ことである。今，コミュニケーションの手段や機会は大きな変革期にある。互いの立場や価値観が異なること，それでも誰もがより良い未来を目指していること，そのための努力が様々な方向で行われていること。願わくは，そういったことをうまくコミュニケーションしていくための潤滑油の1つに，数理モデルがなってほしい。

参考文献

Ali ST, Wang L, Lau EHY, Xu X-K, Du Z, Wu Y *et al.* (2020) "Serial Interval of SARS-CoV-2 was Shortened Over Time by Nonpharmaceutical Interventions," *Science* (80-). 369 (6507) : 1106-1109. < https://www.science.org/doi/abs/10.1126/science.abc9004 > Accessed November 6, 2021.

Budzyn SE (2021) "Pediatric COVID-19 Cases in Counties With and Without School Mask Requirements - United States, July 1 - September 4, 2021," *The Morbidity and Mortality Weekly Report* (*MMWR*). 70 (39): 1377-1378. < https://www.cdc.gov/mmwr/volumes/70/wr/mm7039e3.htm > Accessed October 4, 2021.

Ganyani T, Kremer C, Chen D, Torneri A, Faes C, Wallinga J *et al.* (2020) "Estimating the Generation Interval for Coronavirus Disease (COVID-19) Based on Symptom Onset Data, March 2020," *Eurosurveillance*. 25 (17)：2000257. < https://www.eurosurveillance. org/content/10.2807/1560-7917.ES.2020.25.17.2000257 > Accessed October 4, 2021.

Gu Y (2021) "COVID-19 Projections Using Machine Learning." < https:// covid19-projections.com/ > Accessed October 4, 2021.

He W, Yi GY and Zhu Y (2020) "Estimation of the Basic Reproduction Number, Average Incubation Time, Asymptomatic Infection Rate, and Case Fatality Rate for COVID-19: Meta-analysis and Sensitivity Analysis," *Journal of Medical Virology*. 92 (11)：2543-2550. < https:// onlinelibrary.wiley.com/doi/full/10.1002/jmv.26041 > Accessed August 12, 2021.

Kermack WO and McKendrick AG (1927) "A Contribution to the Mathematical Theory of Epidemics," Proceedings of the Royal Society A: Mathematical, *Physical and Engineering Sciences*. 115 (772)：700-721.

Peeples L (2021) "Face Masks for COVID Pass Their Largest Test Yet," *Nature*. 2021 Sep 9 < https://www.nature.com/articles/d41586-021-02457-y > Accessed October 4, 2021.

朝日新聞デジタル（2020）「行動制限なしなら42万人死亡」< https://www. asahi.com/articles/ASN4H3J87N4HULBJ003.html > 2021年10月4日ア クセス

髙勇羅，有馬雄三，鈴木基，島田智恵，古瀬祐気，中島一敏（2021）「COVID-19 感染報告者数に基づく簡易実効再生産数推定方法」*Infectious Agents SurveillanceReport*（IASR）. 42：128-129. < https://www.niid.go.jp/ niid/ja/diseases/ka/corona-virus/2019-ncov/2502-idsc/iasr-in/10465-496d04.html > 2021年11月6日アクセス

東洋経済ONLINE（2020）「新型コロナウイルス　国内感染の状況」< https:// toyokeizai.net/sp/visual/tko/covid19/ > 2021年11月6日アクセス

内閣官房（2021）「民間の有識者等のシミュレーション結果概要」< https:// corona.go.jp/prevention/pdf/simulation_by_experts_20210701.pdf > 2021年10月4日アクセス

古瀬祐気（2021a）「新型コロナウイルスワクチン接種後の社会における感染拡大」
　< https://github.com/yukifuruse1217/COVID_simulation_japan/blob/
　main/COVID_afterVac_20210817_ver4.pdf > 2021 年 10 月 4 日アクセス

古瀬祐気（2021b）「東京における流行プロジェクション」< https://github.
　com/yukifuruse1217/2021_06-09_tokyo_projection > 2021 年 10 月 4 日ア
　クセス

第7章

COVID-19 をめぐるメディア・コミュニケーションとその課題

田中 幹人 [1],[2]　石橋 真帆 [3]　于 海春 [4]　林 東佑 [3]

楊 鯤昊 [4]　関谷 直也 [5]　鳥海 不二夫 [6]　吉田 光男 [7]

1) Visiting Professor, Department of Life Sciences Communication, University of Wisconsin-Madison
2) 早稲田大学政治経済学術院 教授
3) 東京大学学際情報学府 博士課程
4) 早稲田大学現代政治経済研究所 次席研究員
5) 東京大学附属総合防災情報研究センター 准教授
6) 東京大学大学院工学系研究科 教授
7) 筑波大学ビジネスサイエンス系 准教授

1．はじめに：COVID-19とメディア

　新型コロナウイルス感染症（以下COVID-19）のパンデミックが拡大していく渦中で，世界は日々更新されていく情報—ウイルスの性状，感染の仕組み，治療法や対処方策の有効性といった不定性を持つ知識—に振り回された。人々は，日々新たなリスクについての不確かな情報を共有しながら，暫定的なリスク判断を重ねていくという難事を突きつけられたのである。

　こうしたリスク情報を社会で共有し，また解決に向けた落としどころを探る重要な議論の場となったのは，もちろん「メディア」である。そして現代とは，伝統的なマスメディアとインターネットを介したオンライン・メディア—中でもソーシャルメディア（以下では，基盤技術名としての"Social Network Sites,"SNSで略記）—が複雑に絡み合

い，相互に影響を与え合う「ハイブリッド・メディア」の時代である（Chadwick, 2017）。かつては，リスク情報の社会共有は伝統的マスメディアの有する一方向的な広報機能に依存していた。しかし現在は，マスメディアも双方向的な対話機能を有するSNSの反応を無視することはできず，さりとてSNSもマスメディアの情報なくしては議題を定めきれない。こうした状況の中では，古くて新しい問題が数多く生じ続けている。本稿では，コロナ禍の中でメディアが果たしてきた役割を検討し，教訓を引き出すことを目指す。

　パンデミックは現在も続いており，問題の様相は変化し続けている。しかし，全てが終わった後ではなく，その中途で折に触れて振り返りを行うことも大事だろう。以下では，そうした割り切りのもとに我々の予備的な研究結果を踏まえての議論を展開する。

2．新聞によるCOVID-19リスクの社会共有傾向と受け手のリスク観

　メディアの影響を把握するには，送り手であるメディアが何を伝えたかと，情報の受け手がどのように受け取ったかが鍵となる。本節では，ビッグデータ分析を基にコロナ禍において，新聞は何を・どのようなトーンで議論してきたのか，そして国際比較調査を基に日本の市民は相対的にどのようなコロナ観を持っていたかを把握する。

1）新聞を中心としたマスメディア報道の概観
　テレビ放送や新聞といったマスメディアの「何について議論するか」を社会で設定する「議題設定」の力は，現代でも依然として強力である（McCombs, 2014）。特に強い短期的メディア効果を持つのはテレビ放送だが，その影響力の測定は難しい。一方，新聞は発行部数こそ低下し続けているものの，オンライン上のテキスト情報源であるため影響力は依然として強く，また何が議題になり，どう他のメディアに伝わった

かも分析しやすい。それでは，コロナ禍において新聞はどんな議題を設定してきたのだろうか。

　我々は，機械的潜在意味解析手法の 1 つであるトピックモデル（潜在的ディリクレ配分法，LDA）を用いて，2020 年 1 月から 2021 年 3 月までの『読売新聞』と『毎日新聞』の新型コロナ関連記事 64,514 件を分類した。この結果，主要な 10 の議題が抽出された。それらは多い順に（1）コロナ下での生活，（2）経済・財政，（3）医療体制・ワクチン，（4）緊急事態宣言，（5）スポーツ，（6）観光・産業，（7）アメリカ大統領選挙，（8）感染情報，（9）国際状況，（10）地方教育となった。最も多かった議題「コロナ下での生活」は，コロナ禍中での公衆衛生対策知識や，人々の生活への影響などであり，また次に議題となったのは「経済・財政」，すなわち経済影響や補助金などの話題であった。これは「感染対策か経済か」という二項対立に落とし込まれがちだった報道の様子を反映していると考えられる。

　しかし，「何が」伝えられただけでなく，「どのように」伝えられたかも，また重要である。そこで次に，これらの記事の感情トーンの経時的変化を，自然言語処理によって記事中の語を感情語辞書と対応させることで評価した。この結果を踏まえると，上記の議題のうち，（2）経済・財政，（3）医療体制・ワクチン，（4）緊急事態宣言のトピックで相対的に高い不安感が伝えられていた。一方，（1）コロナ下での生活，（5）スポーツ，（10）地方教育などのトピックでは，楽観的なトーンが高かった。より直截的な感染対策と関わる経済・医療・政策の話題では緊張感を強めた報道が行われた一方で，市民生活に関わる報道については前向きなトーンが維持されていたと推察される。

　災害のようなリスク状況下で報道に求められるのは，「警告」と「対策の唱道」の間でバランスをとることである（Pantti, Wahl-Jorgensen and Cottle, 2012）。報道の中で不安を喚起する語を使用することは，社会に警告を与え，感染症対策への緊張感を醸成することになる一方で，人々にどのような対策をとればよいのかという実効感を

提供することも報道の重要な役割であると考えるならば，コロナ禍中での生活や教育における工夫を伝える記事において，楽観的あるいは「前向き」な語が頻度高く用いられていたことは妥当であろう。以上を踏まえると，公器としての新聞は概して必要な警告と唱道の役割を果たしていたと考えられる。

　しかし，パンデミックの長期化に伴い，新聞記事の報道に織り込まれている感情のトーンには，どのような変化が見られたのだろうか。経時的な傾向からは，COVID-19の国内感染が始まって以来，新聞記事内に推定された不安語彙のパラメータは増大傾向を見せたが，2020年末からのいわゆる「第三波」の感染拡大時期以降は，記事中の不安語彙のパラメータは線形的に低下していた。リスクに対処するうえでは，そのリスク知識が社会共有されているという前提が重要となる。この点で，2020年頭のパンデミック初期，日本は市中感染が始まる前にダイヤモンド・プリンセス号でのCOVID-19感染拡大とその後の収拾までの有様が連日マスメディアで報道された。不確実性が高い情報が多かった時期とは言え，COVID-19の特性や対処法などが繰り返し伝えられたことは，諸外国に比べてCOVID-19の市中感染に対処するうえでの「演習期間」を情報の受け手に提供した可能性がある（Reynolds, 2020; Muto *et al.*, 2020）。一方で，時間が経つにつれ不安語彙の頻度が低下していることは，報道におけるリスク伝達の作法・表現が確立し，いわばメディア関係者も「コロナ慣れ」したことにより，注意喚起の役割を果たしにくくなっている可能性もある。本報告の時点ではコロナ禍の１年目の総体的な傾向を把握したに過ぎないが，今後の詳細な分析が求められる。

2）「日本の」受け手のリスク観

　COVID-19についてマスメディアで流通した情報の議題がどのように受けとめられたかを考えるうえでは，情報の受け手である市民が，どのようなリスク認知傾向を持っていたかを把握する必要がある。ことに

リスク認知に関しては，「恐ろしさ」と「未知性」という因子が重要な役割を果たすことが知られている（Pidgeon, Kasperson and Slovic, 2003）。これに関し，我々が行ったリスク認知とメディア利用に関する国際的な調査票調査の結果を概観する（石橋・田中・関谷，2021）。

　この調査では，2021年2月から3月にかけ，日本（東京・大阪），韓国，シンガポール，アメリカ，イギリス，台湾，中国，ドイツ，イタリア，スウェーデンという10の国と地域に住む，20歳以上の男女，合計3,170名（各国約300人）を対象にオンライン調査を実施した。調査では，COVID-19のリスク認知を評価する質問項目のほか，メディア利用行動やその動機を尋ねた。

　この調査結果は多くの情報を含むため，現在も重ねて分析を行っている。しかしデータからは，日本の市民を他国と比較した時の傾向が浮かび上がる。まず，リスク観について因子分析の結果は，日本の新型コロナウイルス感染症に対する評定は，恐ろしさも未知性も高い象限に位置しており，特に「未知性」について強く認識していた。台湾，中国は未知性は低いが恐ろしさが高く，欧米圏は相対的に恐ろしさも未知性も低い位置づけにあった（図1）。この結果を素直に解釈するならば，「COVID-19の感染拡大が深刻化していない国ほどリスク認知が高く，感染拡大が顕著に起きた国ではリスク認知が低い」ことになる。こうしたリスク認知傾向とメディア利用傾向には，現時点では強い相関は見出せていない。

　また，日本においては，専門家・医療従事者は比較的信頼されているものの，相対的には他国に比して情報源への信頼が低い傾向が観察された。もちろん，COVID-19に対するリスク観は一様ではなく，また時間と共に変化し続けているだろうが，情報の受け手である市民のリスク観を考察するうえでは重要な足がかりとなると思われる。

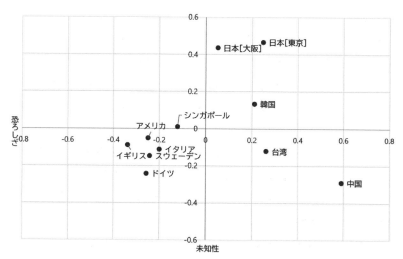

図1　恐ろしさ-未知性に関する各国の因子得点平均点の散布図

3．オンラインメディアの果たした役割

　医療の専門家などの努力もあり，オンラインメディア特にSNSは，コロナ禍における議論を醸成する多くの重要な役割を果たしているように見受けられる。しかし一方で，COVID-19の起源や病態，ワクチンの有効性などをめぐっては，科学的議論の範疇を逸脱した情報も流布し，混乱がもたらされた。こうした状況は「インフォデミック」として憂慮されている（Cinelli *et al.*, 2020）。だが，これはどの程度現実的な脅威なのだろうか。ここではコロナ禍中で我々が観測している幾つかの例について述べる。

1）「成功」事例としての「変異種」「変異株」呼称変化
　まずは，ある種の「成功例」として，コロナ禍中において正確な科学技術情報が流布した例を観察してみよう（Lim, Toriumi and Yoshida, 2021）。2020年末，SARS-CoV-2変異株の流行が拡大し始めた時期，マス／オンラインの双方で「変異種」という呼称が席巻した。

この語は単なる言い間違いに留まらず，「全く新しい，対処不能なウイルス」という印象を伴い，無用な恐怖を喚起してしまうことからも早期の対応が求められた。しかし我々が，SNS「Twitter」のデータ，そしてテレビ放送ニュースの活字記録情報データを分析したところ，この呼称は，Twitterでは早期から「変異株」の呼称へと修正する流れがあり，またテレビでも「変異ウイルス」あるいは「変異株」へと，正しい呼称に変化していることが確認された（図2）。訂正情報の伝播のタイミングおよび速度からすると，この変化はTwitter上の専門家（医療関係者，医学や理学研究者等）によって主導され，公的情報と相まってマスメディアに波及したものと推察される。これはSNSを皮切りに誤った

a. Twitter

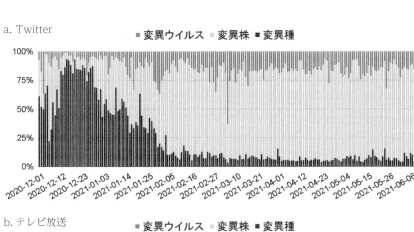

b. テレビ放送

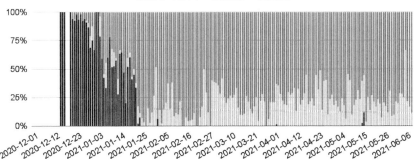

図2　a.Twitter（上）と b.テレビ放送データ（下）における「変異ウイルス」「変異株」「変異種」の語の使用割合の経時推移

用語が専門知により訂正された好例と言えるだろう。

　しかし，上記のような「訂正」がなされた後も，一部の人々は2021年3月以降「変異種」という呼称に固執し続けている（図２a参照）。こうした人々の特徴としては，YouTubeなどの動画の共有を介して，COVID-19に対する強い懐疑的態度を共有している人々であることを確認している。

２）分断を打ち消す効果は？

　前節では，誤情報が訂正された例を把握した。しかし現実のSNS上では，日々様々な情報が流通し，その中では意味を共有する類似の人々の間で集団が形成されており，中には極端なイデオロギーへと成長してしまうものもある。コロナ禍においても，こうした人々とそれ以外の人々の間で対立と衝突が観察される。

　特に目立つのは，ワクチン接種に懐疑的な人々（以下VHs）と，誤情報を訂正しワクチンを推奨しようとする人々（以下DBs）の間の対立・分極化であろう。こうした分断をどのように手当てするかは様々に論じられているが，我々は東京大学の鳥海不二夫教授がマスメディアに登場し，「『ワクチン接種で不妊になる』という情報を流布しているのは27のアカウントである」と指摘した事例に注目した（日本経済新聞, 2021）。「流言の打ち消し」を期待する立場からすれば，こうした指摘はVHsの活動を低下させると推察される。

　そこでTwitterのデータから，COVID-19ワクチンについての「ワクチン不妊論」と，それに対立する「不妊論の否定論」をリツイート（RT）した傾向からVHsとDBsの同質集団をそれぞれ特定し，上記報道の前後でどのように集団が変化したかを分析した（図３）。その結果，報道の後でVHsからDBsに移行したアカウントは9.2％，逆方向に移動したのは2.1％であった（これは分析誤差相当だと推察される）。また，VHsクラスターのRT頻度は15.6％低下した一方，DBsクラスターは16.9％上昇した。これは報道を受け，前者が抑制，後者が活性化の

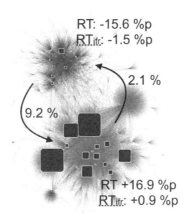

RT: -15.6 %p
RT$_{ifr}$: -1.5 %p

2.1 %

9.2 %

RT +16.9 %p
RT$_{ifr}$: +0.9 %p

**図3　VHs（上）とDBs（下）の分極ネットワークと報道後の
アカウント移動量・RT変化量**

刺激を受けた結果と推察される。しかしその一方，VHs/DBsそれぞれ
で中心的な役割を行っているインフルエンサーの活動量は，それぞれ，
－1.5%，＋0.9%と大きな影響を受けていなかった。

　この結果をどう解釈するかは議論の余地があるが，少なくとも「扇動
されていることの指摘」は，指摘された側である程度の人数を冷静にさ
せはするが，対立した極の双方で扇動しているリーダー達にとっては，
あまり影響はないこと，そして何よりもこうした影響は双方向的だと考
えられる―例えばワクチンを推進する専門家の不祥事など，信頼を毀
損し得る報道があれば，真逆の現象を引き起こすことは想像に難くな
い―ことに，対策の難しさが窺える。

3）Wikipedia の編集過程に見る，市民の集合知への期待

　それでは，安定した集合知を生み出した例はないのだろうか。ゼロ
年代初頭の「民主的な理想郷としてのインターネット」像の多くは
瓦解したが，当時も今も市民参加による集合知の代表格として評価さ
れ，発展し続けているものに参加型オンライン辞典「Wikipedia」が
ある。Wikipedia日本語版のCOVID-19に関する項目（https://

ja.wikipedia.org/wiki/新型コロナウイルス感染症_（2019年））は，本稿執筆現在，医学的知識から対処法まで，非常にバランスがとれた，完成度の高い知識と目される。この記事および直接繋がる記事群が，どのような人々によりどのように編集されていったかを，Wikipediaの大規模データセットを計算社会科学の手法を用いて分析した（Yang, 2022）。この結果明らかになった特徴には次のようなものがある。

　まず，COVID-19関連記事に参加していたウィキペディアン（編集者）の主立った人々は212人。この人々は分析対象以外の記事を編集する傾向から大別すると，政治的な記事の編集を好む「政治グループ（163人）」と医学・生物学的な正確さを高める編集を好む「科学グループ（53人）」の2つのカテゴリに分類可能であった（興味深いことに1人だけ「人物伝」を専門にするウィキペディアンが参画していたが，以降の分析では除外する）。次に特筆すべきは，この2つのグループでは，COVID-19関連記事への文書量的な貢献度に有意差はなく，同程度の文書量の編集が行われていたことである。そして記事編集の時系列的な分析の結果，政治的にせよ科学的にせよ，社会的インパクトが大きな事象―ワクチン接種の開始，感染の拡大や変異株の登場―が起こった直後には，政治グループの編集活動が活発になることが見出された。一方，科学グループの編集作業は，こうした社会的な混乱状態がある程度治まった時期に，粛々と行われる様子が判明した。

　こうした結果を解釈すると，WikipediaにおけるCOVID-19項目の充実ぶりは，政治的編集によって駆動され，科学的編集によって漸進的に高められている。この構築過程に範をとるならば，COVID-19の社会知においても，当たり前の結論が見出される―すなわち，誤情報を避けたいのならば，社会－政治的なイベント（これには，誤情報に関するイベントも含まれる）に左右されずに，粛々として情報の精度を高めていくことだろう。

４．ハイブリッドメディア機構内での諸問題

　ここまで概観してきたように，現代社会の問題はハイブリッドメディアの中で醸成される。しかしもちろん，我々が分析した以外にも実態を把握すべき多くの問題が生まれ続けている。本節では，COVID-19 禍における我が国のメディア空間において顕著な問題構造の 3 つを確認しておく。

1）感染者差別（スティグマ）の問題

　報道は総じて警告と唱道の責務を果たしていたとは言え，個別には倫理に照らして憂慮すべき事態が散見された。その最たるものであり，日本特有と言えるのは，感染者に社会的禁忌としての烙印（スティグマ）を与えるメディアの扱いであろう。

　もとより指定感染症である COVID-19 は，感染情報の報告と公表について慎重な扱いを求められる（厚生労働省, 2019）。しかし現実には，地域社会では個々人の特定が容易な，詳細な感染者情報が相次いで報道され，また実際にも地域 SNS などでは人物特定が行われ続けた。永井ら（2022）が，2020 年 4 月末までに感染者が報告された 46 都道府県を対象に，感染者情報の公表と報道について調査した結果によると，通達上は「公表しないこと」となっているはずの居住地について実に 98％の事例で，また職業（83％），国籍（26％）についても報道されていた。当時の報道でも感染者に対する偏見・差別をやめるようとの呼びかけは行われていたが，同時にこうした詳細情報を提供していたことは，市民が感染者個人・家族を特定し差別するきっかけを与えたことになる。

　この問題に関して，筆者らが感染症研究者らと報道関係者の対話の場を設定した結果，日本新聞協会と日本民間放送連盟による「新型コロナウイルス感染症の差別・偏見問題に関する共同声明」として結実し，報

道によるスティグマを抑制する取り組みが行われることになった。しかしこの声明に至る対話や筆者らのインタビュー調査を通じても，特に地方紙の記者などからは，個人情報を公開せよとの読者からの圧力が強いこと，さらには「無軌道な行動の結果として感染した」市民に対し，行政，医療関係者が懲罰的かつ意図的に，感染者情報をマスメディアやSNSに漏洩した例も確認されている。感染者に対するハイブリッドメディアを介したスティグマの再生産は，それが日本的な「ムラ社会的防疫」の一端を担っている可能性があるだけに大きな課題である。

2）2つのナショナリズム

強い予見は，健全な社会議論を阻害する。この意味では2つの「ナショナリズム」がコロナ禍の議論に影響してきた。1つ目は，より素朴な意味での国粋・排外主義的イデオロギーに根ざしたナショナリズムである。SARS-CoV-2ウイルスの発端を引きずる形で，「武漢ウイルス」の呼称に固執する人々を中心に展開された議論は，ともすれば眼前の感染症対策よりも，「誰が悪いのか」との犯人捜しと糾弾に拘泥した。こうした議論に参画する人々は，COVID-19のリスクを低く見積もる傾向が強く，陰謀論との親和性も高い傾向があることが確認されている。

2つ目は，科学論の分野で「テクノナショナリズム」と呼ばれる，自国の科学技術など専門知の価値を過剰に見積もり，奉戴する傾向である（Nakayama, 2012）。これは例えば，「日本人の」研究成果や「国産の」技術が，その科学・医学的評価の範疇を超えて過度に期待される形で，あるいは「日本人に特異的な遺伝子が」COVID-19を防いでいるのだ，という言説といった形で表れた。例えば，本稿執筆時点ではCOVID-19に対する効果には疑問符が付されたままであるイベルメクチンの支持者は，国際的には反ワクチン運動との親和性が高いことが知られている（Schraer and Goodman, 2021）。しかし，こと日本においては，同薬を大村智博士（2015年ノーベル賞）が発見した経緯から，テクノナショナリズム的な擁護を受けがちである。また，「国産ワクチ

ン」への期待もニュースもともすれば過剰になる。こうした傾向が，科学的議論の範疇を超えた過剰な期待をもたらし，いつしか先の素朴なナショナリズムとも合流して，足下で行うべき感染対策を疎かにするほどの影響力を持ち得る脅威が常に存在している。

3）懐疑論と陰謀論

　コロナ渦中ではインフォデミックが大きな問題とされてきたが，有事における誤情報の発生・流通は決して新しい現象ではない。コミュニケーション研究の専門家はもちろん，現在の状況を憂慮し分析を試みているが，100年前のスペイン風邪，20世紀後半のマスメディア全盛期，そして東日本大震災といった災厄の節目で同様のことが起こった事例を熟知しているだけに，インフォデミックが現代のコロナに特別な現象であるという認識は薄い（Scheufele, Krause and Freiling, 2021）。

　そもそも懐疑的態度は，健全な科学の営みの重要な要素である。しかしそれが行き過ぎれば陰謀論に達する。極端な陰謀論―コロナ禍で観測された中では「ワクチンを接種すると5Gチップが埋め込まれ脳を操作される」など―に「はまる」心理学的傾向や社会的状況についても様々な研究が続けられている（Kahan and Landrum, 2019；Allington *et al.*, 2020）。しかしこうした研究は，陰謀論を精神疾患のように印象づけ，科学的態度，懐疑的態度と陰謀論がいずれも地続きであることから目をそらさせてしまう。むしろ陰謀論の研究を長期にわたって継続している専門家の観点からは，陰謀論は社会の不安定性のバロメータなのである（Douglas *et al.*, 2019）。

　もちろん，陰謀論の拡大は大きな社会的不安定性をもたらすし，特にそれが政治的傾向と結びつくと社会は一層不安定となる（Bruder *et al.*, 2013）。しかし日本においては，我々が分析途中のデータが示すところでは，必ずしも党派的なものとはなっておらず，左派／右派の人々がそれぞれに陰謀論，ないしそれを追求する側に含まれている。この状況は必ずしも悲観すべきものではなく，陰謀論が政治的対立と絡み

合って容易に修復不可能になっている欧米に比べると，むしろ日本の陰謀論が社会的議論の中で包摂できる範囲に留まっていることは，熟議を通じたリスク管理に向けた可能性として捉えるべきであろう。

5．おわりに

　今後の世界は，COVID-19を受容する社会へと，硬あるいは軟着陸していかざるを得ない。本稿の執筆時点でも観察されている，COVID-19のリスクがすでに無視できるものであるか否かをめぐる分断は，こうした議論の前哨戦に当たるだろう。以下ではこれまでの記述を踏まえつつ，医療に関わる人々を念頭においたメディア・コミュニケーション上の留意点としてまとめを試みる。

1）プロモーションとコミュニケーションを区別する

　まず戦略的な前提から始めるならば，健康リスクについてのメディア情報行動に際しては，それが一方向的に知識を伝達し，相手の態度や行動の変容を期待する「プロモーション」の情報発信なのか，あるいは双方向の対話に基づき，自らも態度変容の準備をしたうえで行う「コミュニケーション」の営為なのかを明確に弁別することが求められる。2020年初頭のCOVID-19というリスクの発生直後は，このリスクの科学知は不定性が強かった。こうした時期には，新規の知識や採るべき対策を啓発していく「プロモーション活動」は必然だったと言える。この段階での語りは，警告的なマスメディア報道の中で，不安を抱えた弱者への気遣いとしてケア的な専門家メッセージを発出することも重要となる（本論2；Lundgren and McMakin, 2018）。あるいは新規リスクに際しては，言葉の正確な使い方と共にそのリスクの意味を伝える啓発も有効であり，SNSの専門家とマスメディアのハイブリッドメディア的協働が功を奏することもある（本論3－1））。

　しかし数度にわたる感染の「波」を経験し，科学知も，社会的な対応

知・生活知も蓄積されてきた中で，私達の社会は「リスクをどのように受容し，手なずけるか」という方針を共創する段階に入っている。こうした状況では，科学は採るべき選択肢を一意に規定しない。「感染対策か経済か」のような二項対立の問題形式は避けねばならず，「感染対策と社会活動のどのようなバランスを目指していくのか」について，医療・医学や経済の専門家，政策決定者，企業関係者のみならず，市民を含む様々な利害関係者の中の対話を通じ，合意できる落としどころ（コンセンサス）を探っていくしかない。これこそが「コミュニケーション」であり，SNS などでの対話も大きな意義を持つ。これに参加するあらゆる利害関係者は，自らの主張を譲歩し，別の価値を肯定することも覚悟しなければならない。

　難しいのは，依然として新たな変異株の出現可能性や知見の刷新が想定される以上，プロモーションとコミュニケーションは今後も並行して行わざるを得ない点である。しかし，語りの枠が全く異なるこの両者の区別を意識するだけで，メディア・コミュニケーションの失敗確率は大きく下げることができる。

2）対話の相手の合理性を尊重する

　現状がコミュニケーションを指向していく段階に入ったとは言え，これは日本においては挑戦的な領域である。特に健康問題については，市民の側も健康保険制度の傘の下でプロモーションに従うことに慣れてきたために，「市民も選択を共に創り出そう」という呼びかけは，「専門家の責任放棄」として捉えられがちである。そして何よりも，こうしたコミュニケーションを涵養し，政策決定に繋げられる仕組みも，あるいはそれを支援できるメディア環境も十全ではない。こうした状況の中で，油断すると議論に入り込むスティグマやナショナリズムを排除し，また健全な懐疑を維持しつつも陰謀論に落ち込む人々を減らすように議論を展開するのは容易ではない。

　こうした困難を前に，専門家や行政の側も，コミュニケーションへの

心理的障壁から啓蒙的発想に陥ってしまうことがしばしばある。しかし，「啓発」の範囲を超え，相手を冷笑しつつの「啓蒙」の領域に踏み込んでしまうとコミュニケーションは途絶する。対立した論争軸はそれぞれに唱道者を中心に意見集団を形成しているが，対立する相手に対するそうした構造の指摘も，決定的な対立構造の解消には及ばない（本論2－2）；Reyna, Broniatowski and Edelson, 2021）。

　こうしたコミュニケーション上の困難を解決する近道はなく，障害を一つ一つ克服していくほかはないが，近年は様々な取り組みが行われている。例えば政策決定の場に，市民の声を入れていく仕組み作りは患者・市民参画（PPI；日本医療研究機構，2019）を拡張していくことが期待されるし，メディア・プラットフォーム自体が責任を持って「情報的健康」をもたらすアルゴリズムを設計することを期待する提案もなされている（鳥海・山本，2022）。もちろん，これらの取り組みが新たな，そして健全な情報生態系に組み込まれるまでにはまだ時間がかかるだろう。しかし喫緊の対処としては，マスメディアにせよSNSにせよ，直接的なコミュニケーションの現場においては，結局のところ診察室で行われているのと同じく，対話の相手を尊重し，一見して異なる立場の背後にある，自らと異なる合理性を考慮することにより，問題をもたらしている要因の協働発見者・解決者として扱うことが最も重要である。それがコミュニケーション―「意味」の共有―の第一歩だからである（Hornsey and Fielding, 2015；田中，2019）。

3）今後のコロナ対応への期待

　科学にまつわるリスクのコミュニケーションを研究してきた筆者の観点からは，コロナ禍におけるメディア・コミュニケーションは，情報公開を目指した政策決定者，マスメディアやそこで語り続けた専門家，そしてSNSで相互に啓発と論争を重ねた人々によって，成功も失敗もあれど，まずもって実りある結果をもたらしてきたと感じている。しかし，もちろん多くの課題が提示されてもいる。このコロナ禍を奇貨として，

より良いリスクのプロモーションとコミュニケーションのあり方，そしてそれを支えるシステムを築きあげることが期待される。

　結局のところ，メディア・コミュニケーションの問題も，コロナ禍中で人類の適応が試されている問題の一つなのである。

謝辞

　本 研 究 は，JST-RISTEX ELSI領 域 研 究 開 発 プ ロ ジ ェ ク ト JPMJRX20J3および厚生労働行政推進調査事業費補助金（新興・再興感染症及び予防接種政策推進研究事業）JPMH20HA2011の助成を受けている。

参考文献

Allington D, Duffy B, Wessely S, Dhavan N and Rubin J (2020) "Health-protective Behaviour, Social Media Usage and Conspiracy Belief during the COVID-19 Public Health Emergency," *Psychological Medicine*. 51 (10) : 1763-1769.

Bruder M, Haffke P, Neave N, Nouripanah N and Imhoff R (2013) "Measuring Individual Differences in Generic Beliefs in Conspiracy Theories Across Cultures: Conspiracy Mentality Questionnaire," *Frontiers in Psychology*. 4: 225.

Cinelli M, Quattrociocchi W, Galeazzi A, Valensise C, Brugnoli E, Schmidt A, Zola P, Zollo F and Scala A (2020) "The COVID-19 Social Media Infodemic," *Scientific Reports*. 10 (1) : 16598-16598.

Chadwick A (2017) *The Hybrid Media System: Politics and Power*. Oxford University Press.

Douglas KM, Uscinski JE, Sutton RM, Cichocka A, Nefes T, Ang CS and Deravi F (2019) "Understanding Conspiracy Theories," *Political Psychology*. 40 (S1) : 3-35.

Hornsey MJ and Fielding KS (2015) "Attitude Roots and Jiu Jitsu Persuasion :Understanding and Overcoming the Motivated Rejection of

Science," *American Psychologist.* 72（5）: 459-473.

Kahan D and Landrum AR（2019）"A Tale of Two Vaccines -and Their Science Communication Environments," *in The Oxford Handbook of the Science of Science Communication*; ed. by Jamieson KH, Kahan DM and Scheufele D. Oxford University Press.

Lim D, Toriumi F and Yoshida M（2021）"Do you Trust Experts on Twitter?: Successful Correction of COVID-19-related Misinformation." IEEE/WIC/ACM International Conference on Web Intelligence（WI-IAT '21）, December 14-17, 2021, ESSENDON, VIC, Australia（Vol. 1）. Association for Computing Machinery.

Lundgren RE and McMakin AH（2018）*Risk Communication: A Handbook for Communicating Environmental, Safety, and Health Risks.* Wiley-IEEE Press.

McCombs M（2014）*Setting the agenda: Mass Media and Public Opinion* (2nded.). Polity. [邦訳：マックスウェル・マコームズ, 竹下俊郎訳（2018）『マスメディアの議題設定力と世論』学文社]

Muto K, Yamamoto I, Nagasu M, Tanaka M and Wada K（2020）"Japanese Citizens' Behavioral Changes and Preparedness against COVID-19: An Online Survey during the Early Phase of the Pandemic," *PLOS ONE.* 15 (6)：e0234292-e0234292.

Nakayama S（2012）"Techno-nationalism versus Techno-globalism," *East Asian Science, Technology and Society.* 6（1）: 9-15. < https://doi. org/10.1215/18752160-1504708 > Retrieved on February 15, 2022.

Pantti M, Wahl-Jorgensen K and Cottle S（2012）*Disasters and the Media.* Peter Lang.

Pidgeon N, Kasperson RE and Slovic P（2003）*The Social Amplification of Risk.* Cambridge University Press.

Reyna VF, Broniatowski DA and Edelson SM（2021）"Viruses, Vaccines, and COVID-19: Explaining and Improving Risky Decision-making," *Journal of Applied Research in Memory and Cognition.* 10（4）: 491-509.

Reynolds I（2020）"Social Distancing Likely Key to Japan Virus Success,

Panel Says," Published May23, 2020. Bloomberg. < https://www.bloomberg.com/news/articles/2020-05-27/masks-hand-washing-helped-japan-skirt-virus-deaths-panel-says > Retrieved Dec. 20. 2021.

Scheufele DA, Krause NM and Freiling I（2021）"Misinformed About The 'Infodemic?' Science's Ongoing Struggle With Misinformation," *Journal of Applied Research in Memory and Cognition.* 10（4）: 522-526.

Schraer R and Goodman J（2021）"BBC Reality Check: "Ivermectin: How False Science Created a Covid 'miracle' drug," Published Oct. 6. 2021, BBC. < https://www.bbc.com/news/health-58170809 > Retrieved on Dec. 20. 2021.

van der Bles AM, van der Linden S, Freeman ALJ and Spiegelhalter DJ（2020）"The Effects of Communicating Uncertainty on Public Trust in Facts and Numbers," *Proceedings of the National Academy of Sciences of the United States of America.* 117（14）: 7672-7683.

Yang K（2022）"More than a Biological Issue: Cooperation Pattern during Knowledge Production of COVID-19 Related Contents in Wikipedia," *Digital Technologies in the COVID-19-Pandemic: A Transnational Dialogue between Germany and Japan*, 14-18 March 2022, RUHR University.

石橋真帆，田中幹人，関谷直也（2021）「新型コロナウイルスに関する情報行動の国際比較」『日本リスク学会第 34 回年次大会講演論文集 』Vol.34, Nov.20-21.

厚生労働省（2019）「第 7 回一類感染症に関する検討会　一類感染症が国内で発生した場合における情報の公表に係る基本方針について」<https://www.mhlw.go.jp/content/10906000/000578985.pdf>2022 年 2 月 15 日アクセス

田中幹人（2019）「研究者はメディアとどう向き合うのか .『科学のメディア化』の時代」『実験医学』37（9）: 1475-1479.

鳥海不二夫 , 山本龍彦（2022）「共同提言『健全な議論プラットフォームに向けてデジタル・ダイエット宣言 ver.1.0』KGRI Working Papers.

永井亜貴子，李怡然，藤澤空見子，武藤香織（2022）「地方自治体における COVID-19 感染者に関する情報公表の実態：2020 年 1 月〜 8 月の公表内容の分析」『日本公衆衛生雑誌』69(7):554-567

日本医療研究機構（2019）「患者・市民参画（PPI）ガイドブック〜患者と研究者

の協働を目指す第一歩として〜」< https://www.amed.go.jp/ppi/guidebook.
html > 2022 年 2 月 15 日アクセス

日本経済新聞（2021）「ワクチン不妊『誤情報』拡散 29 の SNS 投稿が 5 万件転載」
2021 年 8 月 9 日

第8章

COVID-19 に関する差別的言動の防止についての取り組みを振り返って

武藤 香織

東京大学医科学研究所 ヒトゲノム解析センター 公共政策研究分野 教授

1. はじめに

　公衆衛生上の危機においては，平時の社会で確立されていた秩序や規律を超えた対応が容認され，一時的に個人の私権を制限し，社会全体に協力を求めることが正当化される。なかでも感染症は，歴史的にまん延を防止するために，罹患した患者やその疑いのある者の隔離をすることが認められている。

　我が国では，ハンセン病，薬害エイズを通じて，患者に対する人権侵害に及んだ苦い経験がある。らい予防法の廃止後に全面的に改正された，「感染症の予防及び感染症の患者に対する医療に関する法律」（平成十年法律第百十四号，以下，感染症法）は，感染症患者に対する適切な医療を確保することを目的とした法律である。その前文に「感染症の患者等の人権を尊重しつつ，これらの者に対する良質かつ適切な医療の提

供を確保し，感染症に迅速かつ適確に対応する」とある通り，感染拡大を防止するための隔離だけではなく，感染症の患者に医療を提供する体制を確保することを前面に出した法律であることが謳われている。感染症法では，入院の勧告，感染者及び濃厚接触者の就業制限，交通制限，医師の保健所への届け出，空港での隔離・停留，外出自粛要請，などが類型に応じて定められている。新型コロナウイルス感染症（COVID-19）については，2020年1月31日に検疫法における検疫感染症，感染症法における指定感染症として定められ，患者に対する入院措置や公費による適切な医療の提供，医師による迅速な届出による患者の把握，患者発生時の積極的疫学調査の実施などが措置されることになった。

　しかし，感染症法は平時の法律であって，新興感染症のパンデミックへの対応を念頭に置いたものではない。そのため，有事に備えて制定されていた「新型インフルエンザ等特別措置法」（平成二十四年法律第三十一号，以下，新型インフル特措法）が初めて運用されることになった。同法は，2009年に発生した新型インフルエンザ（A/H1N1）を受け，高病原性鳥インフルエンザ（A/H5N1）が変異してヒトからヒトに感染するようになった場合を想定して策定され，2012年に国の対策本部によって行動計画が策定されていた。これに基づく基本的対処方針がCOVID-19対策においても基盤となった。また，同法では，新型インフルエンザ等緊急事態宣言の発出による外出自粛要請や学校，催し物等の開催の制限等の要請・指示，臨時医療施設の設置の特例及び医療の提供等，医薬品等の緊急物資の運送の要請・指示，政令で定める特定物資の売り渡しの要請・収用などが可能とされていた。ただし，国や都道府県から国民や事業者への対策実施は，あくまでも要請に留まり，法的に強制力を持ったものではない。

　2020年1月から始まった日本の新型コロナウイルス感染症（以下，COVID-19）対策は，これらの2つの法律を核として行われ，もうすぐ丸2年を迎える（論文執筆時）。その間，感染症法が想定していなかった事態，初の運用となった新型インフル特措法の不備などが露わになり，

2021年2月にはCOVID-19の発生状況と対策に適した法律及び政令の改正が行われている。

　超高齢社会でありながら，日本は他のアジア諸国と同様に，感染拡大による重症者や死亡者の数を低く抑えてきた。強制力を持たない法律の下で，多くの市民が感染対策に協力してきた賜物である。一方で，流行の初期段階から，諸外国と同様に，日本でもCOVID-19に起因する差別的言動[注1]について様々な態様の存在が報じられてきた。

　COVID-19の流行に伴う差別的言動の特徴は，その流行当初，医療・介護従事者をはじめとして社会機能維持のために働く人々とその家族を傷つける行為が散見された点である。2020年の世界人道デーに合わせて赤十字国際委員会が公表した調査結果でも，医療とCOVID-19に関連した暴力等の事象は40ヵ国で611件報告され，そのうち67％がヘルスケア従事者に直接向けられたものだったと報告されている（International Red Cross Committee, 2020）。国内の調査では，COVID-19に関連して医療従事者の17.1％が職場でのいじめや患者による暴力を受けたとの報告がある（Asaoka *et al.*, 2021）。

　また，COVID-19に関連した全国の条例の調査によれば，公布された条例の約9割において差別・誹謗中傷を戒める規定が置かれ，保護すべき対象としては当該地域の住民だけでなく，上述の医療従事者，さらに観光等による来訪者，高齢者，妊産婦，障害者，外国人，「人格形成の途上」にある子ども，「帰国した者」や「帰省者及びその家族」など地域によって異なっていることが明らかにされている（井上・大隈, 2021）。

　本稿では，筆者が加わっていた政府の助言組織での経験を基に，COVID-19に関連する差別的言動を抑止するための政府の取り組みの

注1）　本稿では，「差別的言動」について，本感染症に関する誤解・偏見に基づく，本人にとって不当で不利な取扱い，誹謗中傷，負の烙印（スティグマ）の付与やレッテル貼り（ラベリング），第三者や公共空間への暴露（アウティング），個人特定やプライバシー侵害行為，その他の刑法上の責任を問われる行為などの総称として用いる。

全体像を振り返り，今後の課題を述べることとする。

2．COVID-19対策における差別的言動の防止に向けた政府の取り組み

1）専門家会議による呼びかけ

2020年2月に設置され，状況の評価や分析を担っていた新型コロナウイルス感染症対策専門家会議（以下，専門家会議）は，資料1に示す通り，2020年3月19日に，市民と事業者に宛てたメッセージとして「感染者，濃厚接触者とその家族，この感染症の対策や治療に当たる医療従事者とその家族に対する偏見や差別につながるような行為は，断じて許されません」という文面を公表した（新型コロナウイルス感染症対策専門家会議，2020）。こうした呼びかけをすることにしたのは，2020年2月上旬に横浜港に寄港したクルーズ船「ダイヤモンド・プリンセス号」の乗客・乗員に加え，最前線で感染者の治療に当たってきた医療従事者やその家族に対する差別的言動が発生したためである。

政府側の対応としては，資料2に示すように，2020年3月28日に政府対策本部が制定した「新型コロナウイルス感染症に関する基本的対処方針」において，「感染者及び濃厚接触者に対する誤解や偏見に基づく差別を行わないことの呼びかけ」を行うとともに，人権等への配慮として，①患者・感染者や対策に関わった方々等の人権に配慮した取り組み，②海外から一時帰国した児童生徒等への学校の受け入れ支援やいじめ防止等の必要な取り組み，③国民の自由と権利の制限は必要最小限のものとするとともに，女性や障害者などに与える影響を十分配慮することが記載された。

しかし，医療従事者らへの差別的言動は，院内感染に対する批判的な報道やCOVID-19感染者を受け入れた医療機関に関する過度な注目とも無縁ではなく，医療従事者らの離職等が医療機関の機能不全の原因となる恐れが強く懸念された。そのため，京都大学の山中伸弥ら有志

は，2020年4月24日付で一般社団法人日本新聞協会と一般社団法人日本民間放送連盟に対して，報道の改善を求める要望書を提出した（山中他, 2020）。両団体からは同年5月21日付で「院内感染が起きやすいこのウイルスの特性を読者や視聴者・リスナーにわかりやすく伝え，センセーショナルな報道にならないよう節度を持った取材と報道に努めていく」とする共同声明が公表された（一般社団法人日本新聞協会・一般社団法人日本民間放送連盟, 2020）。

　その後も，専門家会議では，資料1に示すように，感染症対策がもたらす負の側面として発生する差別的言動に関して警鐘を鳴らしてきた。筆者らは，専門家会議が解散し，新型コロナウイルス感染症対策分科会（以下，コロナ分科会）が2020年7月に発足した際，日本で起きている差別的言動の全体像を捉えるために，ワーキンググループの発足を陳情した。その後，内閣官房新型コロナウイルス感染症対策室を事務局として，「偏見・差別とプライバシーに関するワーキンググループ」（座長：中山ひとみ，以下，WG)が発足した。筆者は副座長を務めた。

　WGの設置を陳情する過程において，事務局の反応は消極的に見え，国としてどこまでやるべきなのか，という点について何度も意見交換を重ねた。事務局からは，設置したWGの活動の成果が不明瞭に見えるということが率直な心配事として提示された。また，どこからが地方公共団体の責務なのかというデマケーションの問題，不法行為に相当する事案は各自で争えること等も理由として挙げられた。

　このやりとりの過程において，より本質的な問題は，日本は諸外国の多くが持っているような基本的な人権擁護法制を持っていないため，政府が差別禁止を巡る政策に取り組む法的根拠に欠けている状況下にあることだと感じた。このことは感染症に限らず，障害者やLGBTQへの差別，遺伝的特徴・情報に基づく差別の議論でも同様の壁である。しかし，様々な理由で改正が不可欠な新型インフル特措法の改正につなげることが1つのゴール設定となることで，WGの設置と運用が可能になったと言える。

資料1　新型コロナウイルス感染症対策専門家会議による
偏見・差別への注意喚起

出典：「新型コロナウイルス感染症対策の状況分析・提言」（2020年3月19日）

> 2．市民と事業者の皆様へ
>
> (2)感染者，濃厚接触者等に対する偏見や差別について
>
> 　感染者，濃厚接触者とその家族，この感染症の対策や治療にあたる医療従事者とその家族に対する偏見や差別につながるような行為は，断じて許されません。誰もが感染者，濃厚接触者になりうる状況であることを受け止めてください。
>
> 　報道関係者におかれましては，個人情報保護と公衆衛生対策の観点から特段の配慮をお願いします。
>
> 　感染症対策に取り組む医療従事者が，差別等されることのないよう，市民等は高い意識を持つことが求められます。

出典：「新型コロナウイルス感染症対策の状況分析・提言」（2020年4月22日）

> 2．行動変容の状況等
>
> (3)偏見と差別について
>
> ○医療機関や高齢者福祉施設等で，大規模な施設内感染事例が発生し，医療・福祉従事者等に対する偏見や差別が広がっている。こうした影響が，医療・福祉従事者本人のみならず，その家族に対しても及び，子どもの通園・通学を拒まれる事例も生じている。また，物流など社会機能の維持に必須とされる職業に従事する人々に対しても，同様の事例がみられる。さらに，こうした風潮の中で，新型コロナウイルス感染症に感染した著名人などが，「謝罪」を行う事例もみられる。
>
> ○こうした偏見や差別は，感染者やその家族の日常生活を困難にするだけでなく，・感染者やその家族に過度な不安や恐怖を抱かせること・感染した事実を表面化させることについて，本人が躊躇したり，周囲の者から咎められたりする事態に及び，そのために周囲への感染の報告や検知を遅らせ，それによって更なる感染の拡大につながりかねないこと・医療・福祉従事者などの社会を支える人々のモチベーションを下げ，休職や離職を助長し，医療崩壊や，物流の停止などといった極めて大きな問題につながりかねないことなどの事態を生むおそれがある。

出典：「新型コロナウイルス感染症対策の状況分析・提言」（2020 年 5 月 1 日）

> 5．今後求められる対応について
> (7)社会的課題への対応について
> 　○対策が長期化する中で，まん延防止を第一としつつ，社会経済活動との両立
> 　　を図ることが課題となるため，政府においては，長期的な対策の継続が市民
> 　　生活や経済社会に与える影響という観点から必要な検討を行うべきである。
> 　　また，並行して対応していかなければならない社会的課題にも目を配っていく
> 　　必要がある。例えば，以下のような課題に対応するため，感染拡大防止に配
> 　　慮しつつ，適切な支援が提供されるよう必要な措置を講じていくべきである。
> ・長期間にわたる外出自粛等によるメンタルヘルスへの影響，配偶者からの暴
> 　力や児童虐待
> ・営業自粛等による倒産，失業，自殺等
> ・感染者やその家族，医療従事者等に対する差別や風評被害
> ・社会的に孤立しがちな一人暮らしの高齢者，休業中のひとり親家庭等の生活
> ・外出自粛等の下での高齢者等の健康維持・介護サービス確保
> ・亡くなられた方に対して尊厳を持ってお別れ，火葬等が行われるための適切
> 　な感染予防方法の周知

出典：「新型コロナウイルス感染症対策の状況分析・提言」（2020 年 5 月 4 日）

> 4．今後の行動変容に関する具体的な提言
> (2)業種ごとの感染拡大予防ガイドラインに関する留意点
> 　○また，新型コロナウイルス感染症から回復した者が差別されるなどの人権侵
> 　　害を受けることのないよう，円滑な社会復帰のための十分な配慮が必要であ
> 　　る。

出典：「新型コロナウイルス感染症対策の状況分析・提言」（2020 年 5 月 14 日）

> 5．社会経済活動と感染拡大防止の両立にあたっての基本的考えについて
> (3)社会経済活動と感染拡大防止の両立を阻む偏見と差別について
> 　○感染者に関する報道を通じて，SNS やインターネット上で，個人や家族，
> 　　勤務先等を追跡・特定され，嫌がらせを受ける事例が報告されている。また，
> 　　感染から回復された方，その濃厚接触者だった方に対して，学校や職場が理
> 　　解を示さず，速やかな復帰ができない事例が報告されている。
> 　○感染者等に対する偏見や差別は，絶対にあってはならないものであり，政府
> 　　や地方公共団体は，悪質な偏見や差別の撲滅に向け，疾患に対する正しい認
> 　　識の周知に努めるとともに，人権が侵害されるような事態が生じないよう適
> 　　切に取り組むべきである。

資料2　「新型コロナウイルス感染症対策の基本的対処方針」における差別的言動の防止に関する記述の変遷

■令和2年3月28日制定
三　新型コロナウイルス感染症対策の実施に関する重要事項
（1）情報提供・共有
　①政府は，地方公共団体と連携しつつ，以下の点について，国民の共感が得られるようなメッセージを発出するとともに，状況の変化に即応した情報提供や呼びかけを行い，行動変容に資する啓発を進めるとともに，冷静な対応をお願いする。
　・感染者・濃厚接触者や，診療に携わった医療機関・医療関係者その他の対策に携わった方々に対する誤解や偏見に基づく差別を行わないことの呼びかけ。

■令和3年1月7日改正　上記に加えて，以下の記述が追加された。
三　新型コロナウイルス感染症対策の実施に関する重要事項
（6）その他重要な留意事項
1）偏見・差別等への対応，社会課題への対応等
　①政府及び地方公共団体は，新型コロナウイルス感染症へのり患は誰にでも生じ得るものであり，感染者やその家族，勤務先等に対する不当な扱いや誹謗中傷は，人権侵害に当たり得るのみならず，体調不良時の受診遅れや検査回避，保健所の積極的疫学調査への協力拒否等につながり，結果として感染防止策に支障を生じさせかねないことから，分科会の偏見・差別とプライバシーに関するワーキンググループが行った議論のとりまとめ（令和2年11月6日）を踏まえ，以下のような取組を行う。
　・新型コロナウイルス感染症に関する正しい知識の普及に加え，政府の統一的なホームページ（corona.go.jp）等を活用し，地方公共団体や関係団体等の取組の横展開にも資するよう，偏見・差別等の防止等に向けた啓発・教育に資する発信を強化すること。
　・偏見・差別等への相談体制を，研修の充実，NPOを含めた関係機関の連携，政府による支援，SNSの活用等により強化すること。
　・悪質な行為には法的責任が伴うことについて，政府の統一的なホームページ等を活用して，幅広く周知すること。
　・新型コロナウイルス感染症の特徴を踏まえた行政による情報公表の在り方に関して，改めて国としての統一的な考え方を整理すること。
　②政府は，新型コロナウイルス感染症対策に従事する医療関係者が偏見・差別等による風評被害等を受けないよう，国民への普及啓発等必要な取組を実施する。
　③政府は，海外から一時帰国した児童生徒等への学校の受入れ支援やいじめ防止等の必要な取組を実施する。

■**令和３年４月１日変更**　(4)(6) に下線部分が追加された。

三　新型コロナウイルス感染症対策の実施に関する重要事項

(4)医療等

①重症者等に対する医療提供に重点を置いた入院医療の提供体制の確保を進めるため，厚生労働省と都道府県等は，関係機関と協力して，次のような対策を講じる。

・（略）また，改正法の施行により，入院措置に正当な理由なく応じない場合や入院先から逃げた場合の罰則が設けられたが，都道府県等は，その運用に当たって，患者の人権に十分に配慮し，慎重に運用するとともに，患者への偏見・差別につながらないよう，(6)で後述する取組の一層の強化を図ること。

(6)その他重要な留意事項

1)偏見・差別等への対応，社会課題への対応等

①政府及び地方公共団体は，新型コロナウイルス感染症へのり患は誰にでも生じ得るものであり，感染者やその家族，勤務先等に対する差別的な取扱いや誹謗中傷，名誉・信用を毀損する行為等は，人権侵害に当たり得るのみならず，体調不良時の受診遅れや検査回避，保健所の積極的疫学調査への協力拒否等につながり，結果として感染防止策に支障を生じさせかねないことから，分科会の偏見・差別とプライバシーに関するワーキンググループが行った議論のとりまとめ（令和２年11月６日）や法第13条第２項の規定を踏まえ，感染者等の人権が尊重され，何人も差別的な取扱い等を受けることのないよう，以下のような取組を行う。

・新型コロナウイルス感染症に関する正しい知識の普及に加え，政府の統一的なホームページ（corona.go.jp）等を活用し，地方公共団体や関係団体等の取組の横展開にも資するよう，偏見・差別等の防止等に向けた啓発・教育に資する発信を強化すること。

・感染者やその家族，勤務先等に対する偏見・差別等の実態の把握に努めるとともに，偏見・差別等への相談体制を，研修の充実，NPOを含めた関係機関の連携，政府による支援，SNSの活用等により強化すること。

・悪質な行為には法的責任が伴うことについて，政府の統一的なホームページ等を活用して，幅広く周知すること。

・新型コロナウイルス感染症の特徴を踏まえた行政による情報公表の在り方に関して，改めて政府としての統一的な考え方を整理すること。また，情報の公表に当たっては，個人情報の保護に留意すること。

・クラスター発生等の有事対応中においては，感染症に関する正しい知識に加えて，感染者等を温かく見守るべきこと等を発信すること。

②政府は，新型コロナウイルス感染症対策に従事する医療関係者が偏見・差別等による風評被害等を受けないよう，国民への普及啓発等必要な取組を実施する。

③政府は，海外から一時帰国した児童生徒等への学校の受入れ支援やいじめ防止

等の必要な取組を実施する。

注：本稿執筆時点の最新版（令和3年11月19日）では，（4）の下線部及び（6）1）
①の取組の具体例は全て削除されている。

2）「偏見・差別とプライバシーに関するワーキンググループ」

　ここでは，2020年9月から11月まで全4回開催された，WGでの
議論の概略を述べる。議論開始に当たり，構成員が問題意識を共有する
ため，感染症と差別的言動の関係性について，以下のような整理が行わ
れた。感染症の患者やその近親者に対する隔離措置は，菌やウイルスで
はなく，感染した人やその近親者に対して穢れや恐れを感じさせやすく
する。特に新たな感染症の場合，中でも知見の少ない初期の段階では，
感染者のみならずその周辺の人々も含め，人々を過度に遠ざける行為が
正当化あるいは容認されやすくなる。しかし，時間が経過して知見が蓄
積した後も，感染症への恐怖に加え，感染を発生させた場合の社会的制
裁への恐怖も広がると，適切な水準よりも過度な対応が取られ，それら
が正当化されやすい。そのような背景から登場した偏見や差別の経験
は，精神科領域では馴染みのあるスティグマの発生につながり得る。感
染症を巡る他者の差別的な言動を見聞きする中で，自己が感染した事実
の他者との共有や，感染後の自己の肯定が困難となり，結果的に，早期
介入の遅れや健康状態の悪化，自己に対する否定的攻撃的な感情などに
至る場合がある。感染対策の効果を上げ，人々の分断を回避するために
も，差別的言動の是正は不可欠であるとの認識が共有された。

　上述のような前提の下，複数の関係者からヒアリングが行われた。ヒ
アリングは，日本病院協会，相模原中央病院，日本看護協会，日本老人
福祉施設協議会，日本弁護士連合会，立正大淞南高校の協力を得て行わ
れた。また，国や地方自治体，民間団体等において，偏見・差別等の防
止に向けた注意喚起・啓発・教育，相談，SNS等における誹謗中傷対
策等を，様々な形で講じてきたことが報告された。例えば，全国知事会

からの調査結果が報告されたほか，関係各省による取り組みとして，政府広報，啓発資料作成・HP掲載，大臣メッセージ等があった。地方自治体でも，動画配信，広告，首長メッセージ，共同宣言等が挙げられる。さらに，法務省人権擁護機関や都道府県労働局等による相談窓口，SNS等のモニタリング等も行われた。民間団体としては，日本赤十字社がいち早く「病気」，「不安・恐れ」，「嫌悪・偏見・差別」の3つの「感染症」のスパイラルについて注意喚起をした（日本赤十字社, 2020）。さらに，日本弁護士連合会・各弁護士会による電話相談，法テラスやセーファーインターネット協会による相談が行われてきたことなどが共有された。

　2020年11月に示した「議論のとりまとめ」では，表1で示すように，WGで認定した差別的言動の態様は，①医療機関・介護施設やその従事者，家族等への差別的な言動，②学校や学校関係者等への差別的な言動，③勤務先に関連する差別的な言動，④インターネットやSNS上での差別的な言動，⑤職業・国籍を理由にした誹謗中傷，県外居住者や県外ナンバー所有者への差別的な言動等，⑥個人に関連する情報を含む詳細な報道，の計6つのカテゴリーに分けられた。その上で，平時と緊急時に分けて求められる対応を提案した。さらに，WGからは，差別的言動の防止に関する施策の法的位置付けを要請し，①啓発・教育や相談など偏見・差別等防止のための対策全般について，感染症法や特措法に基づく施策としての位置付けの検討，②地方自治体がこれらの施策を推進するため，専門的な見地からの支援や財政支援をはじめとする各種支援策の検討，について政府に要請をした（新型コロナウイルス感染症対策分科会 偏見・差別とプライバシーに関するワーキンググループ, 2020b）。

3) 新型インフル特措法の改正

　2021年2月，新型インフル特措法が改正され，公私の団体または個人に対する営業時間の変更を含む施設の使用制限等の要請（法第24条第9項），緊急事態宣言の前段階，または緊急事態宣言の解除後であるも

表1 偏見・差別とプライバシーに関するワーキンググループが同定した差別的言動

カテゴリー	主な事例
①医療機関・介護施設やその従事者，家族等への差別的な言動	・ 感染者が発生した医療機関・介護施設等に対する周辺地域からの誹謗中傷，暴言，苦情。 ・ 医療・介護従事者への誹謗中傷（「近寄るな」等の暴言，消毒薬を噴霧するなどの行為等）や兼務する別の勤務先からの出勤拒否。 ・ 医療・介護従事者の子どもに対するいじめや一部の保育所等での登園拒否，医療・介護従事者の家族に対する勤務先による出勤拒否。 ・ 感染した医療・介護従事者やその家族の勤務先名や実名，事実と異なる情報のSNS上での拡散。 ・ 感染者が発生した他の高齢者福祉施設と誤認され，利用者のサービス利用が減少。 ・ 感染者が発生した医療機関への医師派遣の停止，当該医療機関からの入院患者の転院や他施設入所の拒否，配送業者等による院内への搬入・検品等の拒否。
②学校や学校関係者等への差別的な言動	・ 感染者が発生した学校に対する周辺地域からの誹謗中傷，暴言，感染した生徒を中傷する電話。 ・ 学生寮やクラブ活動等における大規模なクラスター発生時の当該学校の学生・関係者全てに対する中傷や来店拒否。 ・ 学校公式ブログの活動紹介の生徒写真がSNS上に流出し，批判とともに拡散。
③勤務先に関連する差別的な言動	・ 家族の検査陽性または感染による自宅待機を理由とする有給休暇取得等，正当な理由がある行為に対する職場からの始末書提出の指示。 ・ 家族の入院している医療機関に感染者が入院している等の理由による，勤務先からの検査や出勤停止等の要請。 ・ 検査陽性または感染を理由とする勤務先からの雇止め。 ・ 運送事業者の社内における県を跨いで移動する長距離トラックドライバーへの嫌がらせ。

カテゴリー	主な事例
④インターネットやSNS上での差別的な言動	・インターネット上での感染者の写真検索，いわゆる犯人捜し。 ・地方自治体が公表した地域名や行動歴から感染者本人やその家族を特定した上でのインターネット上での非難や誹謗中傷。 ・感染者及び家族等の勤務先，立寄り先等の行動履歴の情報がSNS上に拡散。 ・感染者とは別の者が感染者として拡散され，その者の店舗経営に支障を来すなど，誤情報の拡散による被害。
⑤職業・国籍を理由にした誹謗中傷，県外居住者や県外ナンバー所有者への差別的な言動等	・感染者と濃厚接触者，クラスターの人物関係の図示と更新。 ・院内感染が発生した有力な原因があるかのように報じた事例。 ・感染者の子どもの学校名の報道。 ・感染者の職業と詳細な行動履歴に関する報道。 ・行動の自粛を呼びかけられていた場所へ旅行や帰省をした人や，健康観察期間中に旅行をした人の所属や国籍等に関する報道。
⑥個人に関連する情報を含む詳細な報道	・不特定多数の人と接する，または県境を跨ぐといった業務内容の職業に従事する者に対する偏見，誹謗中傷。 ・行動履歴や職業，国籍を理由としたデマや偏見，誹謗中傷。 ・県外在住者や県外ナンバー車所有者等に対する差別的な言動，サービスの利用拒否。 ・感染者本人を特定した上でのサービス利用の拒否。 ・外国籍の人に対する新型コロナウイルスに関連した差別的な張り紙。 ・歓楽街に従事する人々に対する嫌がらせ。

のの未だおそれが継続している段階に対する「まん延防止等重点措置」の公示等（法第31条の4）など多数の改正がなされた。これらと並んで，差別的取扱い等の防止が法第13条に追加される改正がなされた。

　法第13条は，国及び地方公共団体に対して，新型インフルエンザ等の予防及びまん延の防止に関する知識の普及・啓発を定めていた条文であった。その第2項として，新たな国及び地方公共団体の責務が追加され，「新型インフルエンザ等対策を実施するに当たっては，新型インフルエンザ等に起因する差別的取扱い等及び他人に対して差別的取扱い等をすることを要求し，依頼し，または唆す行為が行われるおそれが高いことを考慮して，新型インフルエンザ等の患者及び医療従事者並びにこれらの者の家族その他のこれらの者と同一の集団に属する者（略）の人権が尊重され，及び何人も差別的取扱い等を受けることのないようにするため，新型インフルエンザ等患者等に対する差別的取扱い等の実態の把握，新型インフルエンザ等患者等に対する相談支援並びに新型インフルエンザ等に関する情報の収集，整理，分析及び提供並びに広報その他の啓発活動を行うものとする」とされた。法が規定した「差別的取扱い等」とは，①患者等であること，または患者等であったことを理由とする不当な差別的取扱い，②患者等の名誉または信用を毀損する行為，③新型インフルエンザ等患者等の権利利益を侵害する行為，の3つである。

　事務連絡を見ると，この改正を行う根拠としてWGのとりまとめが採用されたと考えられる（内閣官房新型コロナウイルス感染症対策推進室長,2020）。事務連絡では，国及び地方公共団体は，ア）国民は何人に対しても不当な差別的取扱い等を行ってはならないこと，悪質な差別的取扱い等を行った者には法的責任が問われ得ることの周知，イ）不当な差別的取扱い等を受けた者に対する相談支援体制の整備という2点を含めて，万全の措置を講ずることや，引き続き関係各者で連携して取り組むことを求めている。

　また，資料2に示すように，基本的対処方針が改正される際に，より詳しい記述が加わった時期もある。ただし，法施行後，複数回にわたっ

て基本的対処方針の見直しが行われる中で，現在は具体的な取り組みの例示が削除されていることには懸念を覚える。取り組みが十分に行われたわけではない段階で削除されていることに留意が必要である。

　なお，法務省では，人権擁護に関する啓発活動強調事項として17項目を設けているが，「(8) 感染症に関連する偏見や差別をなくそう」の文言は変わっていない。しかし，その趣旨に「新型コロナウイルス感染症，エイズ，肝炎等の感染症に関する知識や理解の不足から，日常生活や，学校，職場等，社会生活の様々な場面で差別やプライバシー侵害などの人権問題が発生しています。感染症に関する正しい知識を持ち，偏見・差別等の防止や，正しい情報の選択と冷静な判断が重要であるとの理解を深め，偏見や差別を解消していくことが必要です」と書き換えられている（法務省，n.d.：啓発活動強調事項ウェブサイト）。

3．残される課題

　WGの事務局を担った内閣官房コロナ対策室が，多忙な中で他の省庁をはじめステークホルダーの多大な協力を取り付けてくれ，短期間に様々な情報が収集できたことの意義は大きいと考える。また，短期間で一定の法改正が実現したことも成果と言えるだろう。

　しかし，これは出発点であって，まだ課題は残される。刑事法学者の内田博文は，WGのとりまとめについて「これらの提言自体に異論はない。個々の提言自体を取り上げると，いずれも貴重なものだと言える。しかし，相談や啓発だけで問題を処理し得るかは疑問である。WGではハンセン病の教訓を活かすようなことは考えられていないようであるが，必要な対策が講じられていないために，ハンセン病差別・偏見が今も元患者・家族を苦しめていることを忘れてはならない」と苦言を呈している（内田，2021）。この批判は正鵠を射たものだが，政府内の検討組織で専門家から政府に対して提言する内容は，行政と事前協議が完了しているものに限られるという限界がある。これは日本のCOVID-19

対策全般，ひいては国の審議会制度に共通する限界とも言えるだろう。一般的に，学術論文には「本論文の限界」を述べるコーナーがあるが，筆者としては「WGとりまとめの限界」として，「事務局から見て実現不可能な要望を記載することは困難であり，政府内の検討組織の限界であると言える」と記載したいところであった。

　というのは，今回，とりまとめの方向性の多くは構成員に裁量を委ねてもらったが，それでも事務局が行政全体に受け止めきれないだろうと判断された内容の書きぶりに関しては，事務局との協議による修正が必要であったり，記載が認められなかったりした。例えば，施策の法的位置付けに関する要請は受け入れられたが，事務局が所掌する新型インフル特措法を超える，人権擁護基本法制や医療基本法制への言及などは一切認められなかった。当時，国会議員の一部が，「コロナ差別禁止法案」を模索していたという情報もあり，事務局としてはこの動きと対立しないようにすることも考慮事項であっただろう。

　2つ目の課題として，WGの再開催の必要性が挙げられる。発足時より事務局と合意しているのは，とりまとめをもって活動を終了するのではなく，中長期的に設置を継続し，必要に応じて開催するとの位置付けである。しかし，ワクチン接種，変異ウイルスの流行，ワクチン・検査パッケージの導入など，対策が長期化するとともに，その方向性を変更する際に，事務局に開催を要請してきたが，未だに実現していない。これまで社会的に生じた様々な分断を把握し，どのような施策が検討可能なのかを考えるためにも，WGの開催を願いたい。

　3つ目の課題として，感染者に関する情報の公表とその報道を巡る論点について，未だに解決の見通しが立っていない点がある。WGのとりまとめでは，差別的言動の契機として「地方自治体による感染者やクラスターに関する公表やそれを受けた報道」があると整理しているが，その背景には，厚生労働省が都道府県・特別区・保健所設置市に発出した事務連絡がある。2019年に発生したエボラ出血熱の疑似症患者に関する公表の在り方への反省から，この事務連絡では，地方公共団体によ

る情報の公表については，「一類感染症に関する公表基準」を参考にするようにと述べている（厚生労働省，2020）。

　しかし，地方公共団体による公表は詳細すぎて，感染者やその家族に不利益を与えているとの批判がなされている（Yoshioka and Maeda, 2020）。筆者らの調査では，陽性者・感染者や集団感染の発生について，感染症法の趣旨であるまん延防止に資する範囲を逸脱し，さらに上記の公表基準とも異なる判断で詳細な情報が公表され続けてきたことが明らかになっている（永井他，2022）。そのため，全国で統一されたCOVID-19 に適した公表基準の策定が不可欠だと考えるが，これは厚生労働省感染症部会が所掌する業務であることから一向に進展しない。COVID-19 の感染症法上の取扱いが変更されることによって解消される可能性もあるが，次の新興感染症の流行に備えて，どのような公表があるべきか総括と協議が必要であると考える。

4．おわりに：COVID-19 をありふれた病気として受け入れる社会にするために

　今後，COVID-19 が特別視されず，ごくありふれた病気として受け入れられることを出口として，我々の社会を再構築する必要がある。

　愛媛大学の有志教員による「シトラスリボンプロジェクト」（https://citrus-ribbon.com/）が今もなお共感の輪を広げ続けている。同プロジェクトのコンセプトである，「おかえり」「ただいま」と言い合える空気を作ることは，流行地と非流行地の間での往来や帰省のみならず，学校や職場，地域社会への復帰においても極めて重要であり，今後の出口戦略に向けても不可欠な理念である。さらなる輪が広がることを願いたい。

謝辞

「新型コロナウイルス感染症対策分科会 偏見・差別とプライバシーに関するワーキンググループ」座長の中山ひとみ先生（霞ヶ関総合法律事務所）及び内閣官房新型コロナウイルス等感染症対策推進室の皆様に感謝申し上げる。本稿は，令和2年度厚生労働行政推進調査事業費補助金新興・再興感染症及び予防接種政策推進研究事業「新型コロナウイルス感染症（COVID-19）の倫理的法的社会的課題（ELSI）に関する研究」の成果の一部である。

引用文献

Asaoka H, Sasaki N, Kuroda R, Tsuno K and Kawakami N (2021) "Workplace Bullying and Patient Aggression Related to COVID-19 and its Association with Psychological Distress among Health Care Professionals during the COVID-19 Pandemic in Japan," *The Tohoku Journal of Experimental Medicine*. 255（4）：283-289.

International Red Cross Committee (2020) "ICRC: 600 Violent Incidents Recorded against Health Care Providers, Patients due to COVID-19." News Release of 18 August 2020. < https://www.icrc.org/en/document/icrc-600-violent-incidents-recorded-against-healthcare-providers-patients-due-covid-19 > Accessed February 15, 2022.

Stangl AL, Earnshaw VA, Logie CH, van Brakel W, Simbayi LC, Barré I and Dovidio JF (2019) "The Health Stigma and Discrimination Framework: A Global, Crosscutting Framework to Inform Research, Intervention Development, and Policy on Health-related Stigmas," *BMC Medicine*. 17: 31. < https://doi.org/10.1186/s12916-019-1271-3 > Accessed February 15, 2022.

Yoshioka T and Maeda Y (2020) "COVID-19 Stigma Induced by Local Government and Media Reporting in Japan: It's Time to Reconsider Risk Communication Lessons from the Fukushima Daiichi Nuclear Disaster," *Journal of Epidemiology*. 30: 372-373.

一般社団法人日本新聞協会・一般社団法人日本民間放送連盟（2020）「新型コロナウイルス感染症の差別・偏見問題に関する共同声明」< https://www.pressnet.or.jp/statement/20200521.pdf > Accessed February 15, 2022.

井上悠輔（2021）「感染症予防と『国民の責務』規定」『年報医事法学』36: 65-73.

井上悠輔，大隈楽（2021）「感染症流行時の市民の『責務』や差別の問題を『コロナ条例』から考える」『公衆衛生』85（5）：347-353.

内田博文（2021）『感染症と人権：コロナ・ハンセン病問題から考える法の役割』解放出版社

厚生労働省（2020）「一類感染症が国内で発生した場合における情報の公表に係る基本方針（2020年2月27日）」< https://www.mhlw.go.jp/content/000601059.pdf > 2022年2月15日アクセス

新型コロナウイルス感染症対策専門家会議（2020）「新型コロナウイルス感染症対策の状況分析・提言（2020年3月19日）」< https://www.mhlw.go.jp/content/10900000/000610566.pdf > 2022年2月15日アクセス

新型コロナウイルス感染症対策分科会 偏見・差別とプライバシーに関するワーキンググループ（2020a）「第1回資料（2020年9月15日）」< https://www.cas.go.jp/jp/seisaku/ful/wg_h_1.pdf > 2022年2月15日アクセス

新型コロナウイルス感染症対策分科会 偏見・差別とプライバシーに関するワーキンググループ（2020b）「これまでの議論のとりまとめ（2020年11月）」< https://www.cas.go.jp/jp/seisaku/ful/henkensabetsu_houkokusyo.pdf > 2022年2月15日アクセス

内閣官房新型コロナウイルス感染症対策推進室長（2020）「事務連絡『新型インフルエンザ等対策特別措置法等の一部を改正する法律』及び『新型インフルエンザ等対策特別措置法等の一部を改正する法律の施行に伴う関係政令の整備に関する政令』の公布について（新型インフルエンザ等対策特別措置法関係）（2020年2月12日）」< [https://corona.go.jp/news/pdf/sekoutuuchi_20210212.pdf > 2022年2月15日アクセス

永井亜貴子，李怡然，藤澤空見子，武藤香織（2022）「地方自治体におけるCOVID-19感染者に関する情報公表の実態：2020年1月～8月の公表内容の分析」『日本公衆衛生雑誌』69(7): 554-567.

日本赤十字社（2020）「新型コロナウイルスの3つの顔を知ろう！～負のスパイラルを断ち切るために～」（2020年3月26日）< http://www.jrc.or.jp/

activity/saigai/news/200326_006124.html ＞ 2022 年 2 月 15 日アクセス

法務省（n.d.）「啓発活動強調事項ウェブサイト」＜ https://www.moj.go.jp/
JINKEN/jinken04_00005.html ＞ 2022 年 2 月 15 日アクセス

山中伸弥，押谷仁，長谷川好規，大曲貴夫（2020）「みんなで共に，走っていこう
—新型コロナウィルス感染症対策に関する，研究者・臨床家から報道機関への要
望書」＜ https://shard.toriaez.jp/q1541/643.pdf ＞ 2022 年 2 月 15 日アクセ
ス

〈監修〉公益財団法人 医療科学研究所

　1990 年、エーザイ株式会社が創業 50 周年を記念して本研究所を設立した。設立の趣意として次のようなことが書かれている。

　「本来、生命の尊厳にかかわる医療には経済性に左右されない最高の価値が認められるべきである。しかしながら、医療資源は有限であり、その制約の中で実際の医療が行われる以上、経済的効率の尺度が導入されざるをえない。これから将来に向かって医療と経済の調和、需給の長期的安定を目指して、広く社会の英知を結集し、社会の合意として新しい時代の回答を出してゆくべきと考える。『医療科学研究所』はこの社会の英知を表明する場としての役割を果たそうとするものである」(http://www.iken.org)

〈本文初出〉

序文、1 章、2 章、4 章〜 8 章：
　「医療と社会」Vol.32 No.1(2022 年 4 月発行) 医療科学研究所
3 章：「医療と社会」Vol.32 No.3 (2022 年 10 月発行) 医療科学研究所
序文、4 章は、単行本掲載に際して状況や環境の変化に伴う補正を加えた

新型コロナウイルス感染症
課題と展望

令和 5 年 3 月 15 日　第 1 刷発行

監　修　公益財団法人 医療科学研究所
発行者　東島　俊一
発行所　 株式会社 法研
　　　　〒 104-8104　東京都中央区銀座 1-10-1
　　　　電話　03 (3562) 3611 (代表)
　　　　http://www.sociohealth.co.jp
印刷製本 研友社印刷株式会社

0102

SOCIO HEALTH　小社は (株)法研を核に「SOCIO HEALTH GROUP」を構成し、相互のネットワークにより、"社会保障及び健康に関する情報の社会的価値創造"を事業領域としています。その一環としての小社の出版事業にご注目ください。

© The Health Care Science Institute 2023 Printed in Japan
ISBN978-4-86756-019-8　定価はカバーに表示してあります。
乱丁本・落丁本は小社出版事業兼課あてにお送りください。
送料小社負担にてお取り替えいたします。

JCOPY 〈出版者著作権管理機構 委託出版物〉
本書の無断複製は著作権法上での例外を除き禁じられています。複製される場合は、そのつど事前に、出版者著作権管理機構 (電話 03-5244-5088、FAX 03-5244-5089、e-mail: info@jcopy.or.jp) の許諾を得てください。